I0436745

Infermiera

in

Medicina Interna

La Guida Completa

SILVIA REALI

Indice dei contenuti

« *Nella medicina interna, ogni paziente è un universo a sé stante e la nostra missione è quella di navigare nelle loro galassie interiori per ripristinare l'equilibrio e la salute.* »

Introduzione

L'importanza della medicina interna.

La medicina interna, spesso considerata l'arte della deduzione e l'essenza stessa della medicina, occupa una posizione centrale nella cura globale del paziente. La sua specificità risiede nella capacità di comprendere tutte le patologie, comuni o rare, e di capire il paziente nel suo insieme, sia fisicamente che psicologicamente.

Per prima cosa, guardiamo alle sue origini. Storicamente, la medicina interna è nata dal desiderio di comprendere e trattare le malattie nella loro interezza, senza limitarsi a un organo o a una specialità. È una disciplina che si nutre di complessità, che vive di casi enigmatici e che si diletta a decifrare i misteri del corpo umano. È un riflesso dell'inesauribile curiosità dei medici, della loro determinazione a cercare sempre, a capire e, soprattutto, a curare.

La medicina interna è il fulcro attorno al quale ruotano molte altre specialità. Favorisce un approccio olistico, in cui ogni sintomo, ogni segno, è un pezzo di un puzzle complesso. L'internista è spesso visto come un detective medico, che raccoglie indizi, ipotizza e attinge a un patrimonio di conoscenze per fare una diagnosi precisa. L'obiettivo non è semplicemente quello di curare una malattia, ma di comprendere il paziente nel suo insieme, di percepire le interrelazioni tra i diversi sistemi del corpo e di individuare i sottili squilibri.

Ma al di là di questa ricerca di diagnosi, la medicina interna incarna anche una filosofia profondamente umanista. Ci ricorda l'importanza del rapporto medico-paziente, basato sulla fiducia, sull'ascolto e sul rispetto. In un mondo medico sempre più tecnologico e specializzato, l'internista rimane il custode dell'indefettibile legame tra scienza e umanità.

L'importanza della medicina interna si vede anche nella sua capacità di evolversi e adattarsi alle nuove sfide del nostro tempo. Di fronte a malattie e patologie emergenti che diventano sempre più complesse grazie ai progressi della medicina e all'aumento dell'aspettativa di vita, gli internisti sono in prima linea, pronti a decifrare, imparare e innovare.

La medicina interna non è solo un'altra specialità medica; è uno stato d'animo, una vocazione e, per molti, una passione. Ci ricorda che dietro ogni malattia c'è un individuo, con le sue paure, le sue speranze e la sua unicità. Ed è in questo profondo riconoscimento dell'individuo che risiede la vera arte della medicina.

Il ruolo in evoluzione dell'infermiere in questo reparto.

Il ruolo dell'infermiere in medicina interna, come in altre aree dell'assistenza sanitaria, ha subito grandi cambiamenti nel corso degli anni. Questi sviluppi sono stati guidati non solo dai progressi tecnologici e medici, ma anche dai cambiamenti sociali, etici e legislativi.

In passato, gli infermieri erano visti principalmente come persone che svolgevano dei compiti, come assistenti del medico. Il loro ruolo era limitato a compiti specifici: somministrare cure di base, garantire la pulizia e il comfort del paziente e seguire scrupolosamente le prescrizioni mediche. Era un'epoca in cui la gerarchia medica era rigida e gli infermieri avevano poco spazio di manovra.

Nel corso del tempo, la professione infermieristica ha guadagnato riconoscimento e autonomia. Questo sviluppo è stato guidato da una serie di fattori. In primo luogo, la formazione degli infermieri è diventata più densa, incorporando una conoscenza più approfondita dell'anatomia, della fisiologia e della farmacologia, oltre che delle scienze umane. Ciò ha fornito agli infermieri gli strumenti necessari per adottare un approccio più clinico e analitico alla loro pratica.

Nel campo della medicina interna, la complessità dei casi, l'eterogeneità delle patologie e la necessità di un'assistenza completa hanno portato gli infermieri ad ampliare il loro campo d'azione. Gli infermieri sono diventati membri centrali dell'équipe medica, lavorando a stretto contatto con medici, farmacisti, assistenti sociali e altri operatori sanitari.

L'infermiere di medicina interna moderno ha una forte capacità di valutazione, in grado di identificare rapidamente i cambiamenti nelle condizioni cliniche del paziente, prendere l'iniziativa e adattare l'assistenza di conseguenza. Il suo ruolo non si limita più al semplice svolgimento dei compiti, ma comprende la pianificazione, l'educazione del paziente, la prevenzione e persino la ricerca.
Anche il rapporto infermiere-paziente si è evoluto. Gli infermieri sono ora più coinvolti nel processo decisionale, accompagnando i pazienti e le loro famiglie, istruendoli sulla malattia e sui trattamenti e aiutandoli a prendere decisioni informate.

Infine, i progressi tecnologici, l'ascesa della telemedicina e l'enfasi sull'assistenza domiciliare hanno influenzato anche il ruolo dell'infermiere di medicina interna. Questi cambiamenti hanno aperto nuovi orizzonti e creato nuove opportunità, ma anche sfide in termini di adattabilità e formazione continua.

L'infermiere di medicina interna di oggi è un medico, un educatore, un ricercatore e un difensore dei diritti dei pazienti. Uno sviluppo notevole, che riflette il dinamismo e la ricchezza di questa professione, essenziale per il nostro sistema sanitario.

Capitolo 1

CAPIRE
LA MEDICINA
INTERNA

Che cos'è la medicina interna?

La medicina interna è una specialità medica dedicata alla prevenzione, alla diagnosi, alla gestione e al trattamento delle malattie dell'adulto. Si distingue per il suo approccio globale e olistico al paziente, concentrandosi non su un particolare organo o tipo di patologia, ma sull'individuo nel suo complesso.

Ecco alcuni punti chiave della medicina interna:

Approccio olistico: i medici internisti, specializzati in medicina interna, sono interessati all'intero corpo umano. Sono formati per trattare pazienti con una serie di condizioni concomitanti e cercano di capire come queste condizioni possano interagire tra loro.

Gamma di malattie: Gli internisti trattano un'ampia gamma di malattie, dalle più comuni alle più rare. Questo include, ma non si limita alle malattie cardiache, respiratorie, digestive, renali, endocrine ed ematologiche.

Prevenzione ed educazione: la medicina interna non si limita a curare le malattie, ma si concentra anche sulla prevenzione. I medici internisti svolgono un ruolo cruciale nello screening delle malattie, nel fornire vaccinazioni, nel promuovere uno stile di vita sano e nell'educare i pazienti sul loro stato di salute.

Ruolo di coordinatore: nelle patologie complesse che richiedono l'intervento di diversi specialisti, l'internista può fungere da coordinatore, assicurando che il paziente riceva un'assistenza coerente e completa.

Formazione rigorosa: per diventare internista, un medico deve seguire una rigorosa formazione post-laurea, spesso seguita da una sottospecializzazione in campi come la cardiologia, la gastroenterologia, la reumatologia, ecc.

Diagnosi complesse: grazie alla loro formazione e all'approccio globale, gli internisti sono spesso chiamati ad aiutare a diagnosticare casi complessi o enigmatici.

Assistenza continua: i medici internisti possono fornire assistenza per tutta la vita di un adulto, dall'adolescenza alla vecchiaia, consentendo una comprensione profonda e duratura della storia medica del paziente.

La medicina interna è una specialità vasta e variegata, incentrata sulla persona, che comprende l'intera gamma di disturbi dell'adulto e che pone l'accento su un approccio globale e integrativo. Gli internisti sono spesso descritti come "medici dei medici", grazie alla loro esperienza nella diagnosi e nel trattamento di malattie complesse.

Storia e sviluppo.

La storia della medicina interna è ricca e affascinante e riflette i progressi della medicina stessa, gli sviluppi sociali e le sfide affrontate dalla professione medica nel corso dei secoli. Diamo uno sguardo alla storia di questa specialità.

Origini:

Antichità: fin dall'antichità, medici come Ippocrate in Grecia adottarono un approccio olistico al paziente, cercando di comprendere la malattia nel contesto dell'individuo e del suo ambiente. Questa è stata la genesi di ciò che oggi chiamiamo medicina interna.

Medioevo: durante questo periodo, la medicina veniva insegnata principalmente nelle istituzioni religiose. La conoscenza medica si basava su testi antichi e l'approccio clinico era largamente dominato dalle teorie umorali.

L'emergere della Medicina Interna moderna:

Rinascimento: questo periodo vide un rinnovato interesse per la scienza e l'anatomia umana. Si sviluppò l'arte dell'auscultazione e della palpazione, gettando le basi per l'esame clinico.

XIX secolo: lo sviluppo dei metodi scientifici e l'avvento della microbiologia rivoluzionarono la nostra comprensione delle malattie. La medicina interna, come la conosciamo, iniziò a prendere forma. Gli ospedali divennero centri di formazione e di ricerca.

XX secolo: con la scoperta degli antibiotici, la medicina interna ha visto espandere notevolmente le sue capacità terapeutiche. I progressi tecnologici, come la diagnostica per immagini, migliorarono la diagnosi. La specialità è stata suddivisa in numerose sottospecialità (cardiologia, nefrologia, endocrinologia, ecc.), riflettendo la crescente complessità della medicina.

Sfide contemporanee:

21° secolo: L'inizio di questo secolo è stato segnato dall'esplosione delle conoscenze della genetica e della biologia molecolare, che offrono prospettive terapeutiche mirate. La medicina interna deve anche rispondere a nuove sfide come l'invecchiamento della popolazione, le malattie croniche, la resistenza agli antibiotici e la crescente importanza della prevenzione.

Medicina personalizzata: con i progressi della genomica, la medicina interna è all'avanguardia negli sforzi per offrire un'assistenza personalizzata, adattata alle particolarità genetiche e biologiche di ogni individuo.

La storia della medicina interna è quella di una ricerca continua per comprendere e trattare la malattia nel suo contesto più ampio. Testimonia l'evoluzione della nostra concezione di salute e malattia e continua a reinventarsi di fronte alle sfide contemporanee. È una specialità che, pur abbracciando i progressi tecnologici e scientifici, rimane saldamente radicata nell'arte della medicina: ascoltare, comprendere e curare l'individuo in tutta la sua complessità.

Le principali malattie
e le condizioni trattate.

La medicina interna copre un ampio spettro di malattie e condizioni. Dato il suo approccio globale e olistico, l'internista si trova spesso ad affrontare casi complessi che coinvolgono diversi sistemi di organi. Ecco una panoramica delle principali malattie e condizioni frequentemente trattate dagli internisti:

Cardiovascolare:
  Ipertensione
    Insufficienza cardiaca
    Malattia coronarica
    Aritmie
    Malattie vascolari periferiche
Polmone:
    Asma
    Bronchite cronica ed enfisema
    Polmonite
    Tubercolosi
    Fibrosi polmonare idiopatica
Gastrointestinale:
    Malattia dell'ulcera peptica
    Malattie infiammatorie intestinali (malattia di Crohn, colite ulcerosa)
    Epatite
    Cirrosi
    Malattie del pancreas

Renale:
  Insufficienza renale cronica
  Glomerulonefrite
  Nefropatia diabetica
  Litiasi renale
Endocrino:
  Diabete di tipo 1 e di tipo 2
  Ipertiroidismo e ipotiroidismo
  Malattie delle ghiandole surrenali
  Osteoporosi
Ematologico:
  Anemie di varia origine (carenza di ferro, megaloblastica, emolitica)
  Trombosi ed embolie
  Leucemia e linfoma
Malattie infettive:
  Infezioni respiratorie (polmonite, bronchite)
  Infezioni del tratto urinario
  Endocardite
  Sepsi e shock settico
  HIV/AIDS
Reumatologia:
  Artrite reumatoide
  Lupus eritematoso sistemico
  Spondilite anchilosante
  Gocce e pseudogocce
Malattie autoimmuni e sistemiche:
  Sindrome di Sjögren
  Sclerodermia
  Vasculite
Elettrolitici e disturbi metabolici:
  Squilibri del sodio, del potassio e del calcio
  Acidosi e alcalosi

È importante notare che la medicina interna non si limita a queste malattie. Gli internisti sono formati per trattare un'ampia gamma di condizioni e spesso sono chiamati a fare diagnosi complesse o enigmatiche. Inoltre, con l'evoluzione della medicina, emergono regolarmente nuove patologie o nuove varianti di malattie esistenti, che richiedono un costante aggiornamento delle conoscenze.

I protagonisti della medicina interna : Il ruolo dell'internista

L'internista, o semplicemente internista, svolge un ruolo cruciale nella medicina moderna. Rinomati per la loro capacità di trattare malattie complesse e di fare diagnosi in casi enigmatici, gli internisti si distinguono per il loro approccio olistico alla cura del paziente. Ecco una panoramica dettagliata dei loro compiti principali:

Esperto di diagnostica:
Gli internisti sono spesso visti come "detective medici". Sono chiamati a diagnosticare condizioni complesse, atipiche o rare.
Utilizza una combinazione di colloqui, esami clinici e indagini paracliniche per stabilire una diagnosi precisa.
Gestione delle malattie croniche:
Gli internisti spesso gestiscono pazienti con malattie croniche come il diabete, l'ipertensione e le malattie cardiovascolari, tra le altre.
È responsabile dell'adeguamento dei trattamenti, dell'educazione dei pazienti e della prevenzione delle complicazioni.
Coordinamento delle cure:
Nei casi in cui diversi specialisti sono coinvolti nel trattamento, il medico internista spesso funge da coordinatore, assicurando la continuità e la coerenza delle cure.

Approccio olistico:
L'internista guarda al di là dei sintomi e delle malattie, al paziente nel suo complesso, includendo la storia, lo stile di vita, le preoccupazioni e le esigenze psicosociali.

Prevenzione ed educazione:
I medici internisti svolgono un ruolo attivo nella prevenzione delle malattie, in particolare attraverso vaccinazioni, screening e consigli sullo stile di vita.

Inoltre, istruisce i pazienti sulla loro condizione, aiutandoli a comprendere la loro malattia e il trattamento.

Ricerca ed evoluzione:
Molti internisti sono coinvolti nella ricerca clinica, cercando di migliorare i metodi diagnostici, le strategie terapeutiche e la comprensione delle malattie.

Sono anche coinvolti nella formazione dei futuri medici, condividendo le loro competenze ed esperienze.

Consultazione ospedaliera:
In ambito ospedaliero, agli internisti può essere chiesto di dare un parere sui pazienti ricoverati da altre specialità, in particolare quando la diagnosi è incerta o la gestione è complessa.

L'internista è un pilastro centrale della medicina moderna, che combina una vasta conoscenza medica con un approccio incentrato sul paziente. La loro capacità di vedere il "quadro generale", pur concentrandosi sui dettagli, li rende un attore chiave, sia nelle cliniche che negli ospedali o nelle università.

L'importanza cruciale dell'infermiere.

Gli infermieri occupano una posizione fondamentale nell'assistenza sanitaria. Come perno del sistema, non solo attuano trattamenti medici, ma svolgono anche un ruolo centrale nel benessere fisico, emotivo e sociale dei pazienti. Diamo un'occhiata all'importanza cruciale degli infermieri nel panorama medico.

Assistenza diretta al paziente :

Gli infermieri forniscono assistenza diretta, sia che si tratti di somministrare farmaci, monitorare i segni vitali, curare le ferite o soddisfare le esigenze di base dei pazienti.

Difesa del paziente:

Agiscono come difensori dei pazienti, assicurando che i loro diritti siano rispettati, che le loro preoccupazioni siano ascoltate e che ricevano la migliore assistenza possibile.

Collegamento tra i pazienti e il team medico:

Gli infermieri fanno da ponte tra il paziente e il resto dell'équipe medica, assicurando una comunicazione fluida e un'assistenza coordinata.

Educazione e prevenzione :

Educano i pazienti e le loro famiglie sul loro stato di salute, sui farmaci, sull'assistenza post-ospedaliera, sulla prevenzione delle malattie e sulla promozione della salute.

Supporto emotivo :

L'aspetto umano dell'assistenza infermieristica è inestimabile. Gli infermieri offrono un sostegno emotivo ai pazienti e alle loro famiglie, soprattutto nei momenti critici o vulnerabili.

Ruolo di leadership :
  Molti infermieri ricoprono posizioni di leadership, supervisionando altro personale medico, gestendo unità o reparti, o contribuendo al processo decisionale a livello istituzionale.
Ricerca clinica :
  Gli infermieri sono anche coinvolti nella ricerca, cercando di migliorare le pratiche assistenziali, sviluppare nuove metodologie o valutare l'efficacia degli interventi.
Visione globale dell'assistenza:
  A differenza di altri professionisti sanitari che possono concentrarsi su un aspetto specifico del trattamento, gli infermieri hanno una visione olistica del paziente, che consente loro di anticipare le esigenze, individuare le potenziali complicazioni e garantire la continuità dell'assistenza.
Adattabilità :
  Il mondo dell'assistenza sanitaria è in continua evoluzione e gli infermieri sono spesso all'avanguardia, adattandosi alle nuove tecnologie, metodologie e sfide emergenti.
Etica e integrità professionale :
La professione infermieristica è guidata da un rigoroso codice etico, che assicura che l'assistenza sia fornita con compassione, rispetto della dignità e integrità.

L'importanza degli infermieri non può essere sottovalutata. Sono il cuore pulsante di molte case di cura, offrendo una miscela unica di competenze cliniche, empatia e dedizione. Il loro ruolo si estende ben oltre l'ambito medico, toccando, influenzando e migliorando la vita di milioni di persone ogni giorno.

Capitolo 2

UNA GIORNATA TIPICA NELLA VITA DI UN'INFERMIERA IN MEDICINA INTERNA

Iniziare la giornata:

L'inizio della giornata è spesso considerato un momento determinante che può influenzare il corso delle ore successive. Un buon inizio di giornata può portare energia, concentrazione e positività, mentre una mattinata caotica può avere l'effetto opposto. Ecco un'analisi dell'importanza di iniziare bene la giornata e alcuni consigli per creare rituali mattutini benefici.

L'alba getta i primi raggi di luce attraverso le tende, accarezzando dolcemente il viso dell'uomo addormentato. Il mondo esterno si risveglia gradualmente, con il canto degli uccelli, il ronzio delle auto in lontananza e il mormorio dei primi passi dei vicini. Sono questi primi momenti, quando il mondo passa dall'oscurità alla luce, che hanno il potenziale di dare il tono all'intera giornata.

L'importanza della prima ora :
> **Tono per la giornata**: il modo in cui iniziamo la mattina può spesso definire il nostro umore, il livello di energia e la mentalità per il resto della giornata.
> **Momento di calma**: prima che la giornata diventi troppo caotica, la mattina offre spesso un momento di tranquillità in cui può concentrarsi, meditare o semplicemente godersi la solitudine.
> **Opportunità di stabilire intenzioni**: Le prime ore sono il momento ideale per stabilire obiettivi e intenzioni per la giornata, che possono fungere da bussola per guidare le nostre azioni e decisioni.

Consigli per iniziare bene la giornata:
> **Evitare la tecnologia**: invece di saltare immediatamente sul telefono o sul computer, si prenda qualche minuto per fare stretching, respirare profondamente o semplicemente essere presente.

Rituale mattutino: stabilisca una routine mattutina, che sia la meditazione, la scrittura, l'esercizio fisico o anche un rituale per la cura della pelle. Queste abitudini possono aiutarla a iniziare la giornata con il piede giusto.

Mangiare sano: una colazione nutriente ed equilibrata può fornire l'energia necessaria per iniziare la giornata con vitalità.

Pianificazione: dedichi alcuni minuti a rivedere i suoi compiti per la giornata. Questo aiuterà a chiarire le sue priorità e le darà un senso di organizzazione per affrontare la giornata.

Positività: coltivi un atteggiamento positivo come prima cosa al mattino. Che sia la gratitudine, la lettura di una citazione ispiratrice o l'ascolto di una canzone felice, trovi ciò che la rende felice.

Iniziare la giornata non è semplicemente un passaggio dal sonno alla veglia. È un'opportunità, una tela bianca su cui dipingere le nostre speranze, i nostri sogni e le nostre intenzioni. Con un po' di consapevolezza e di impegno, ogni mattina può diventare un preludio armonioso di una giornata memorabile.

Trasmissione : garantire la continuità dell'assistenza.

La comunicazione, spesso chiamata "passaggio di consegne" nel contesto medico, è fondamentale per garantire la continuità e la qualità dell'assistenza. Si tratta di momenti in cui le informazioni, le conoscenze e le esperienze vengono condivise tra gli operatori sanitari per garantire un'assistenza ottimale al paziente. Vediamo perché la comunicazione è così essenziale e come influenza direttamente la qualità dell'assistenza.

La natura delle trasmissioni :
Le informazioni sono al centro della comunicazione. Queste possono andare da un semplice accenno alla temperatura del paziente a un riepilogo completo delle sue condizioni cliniche, della sua storia, delle cure fornite e delle raccomandazioni per le prossime ore o giorni.

Perché sono cruciali? :

Continuità dell'assistenza: la trasmissione assicura che il professionista successivo abbia tutte le informazioni necessarie per continuare l'assistenza senza interruzioni o omissioni.

Sicurezza del paziente: l'omissione di informazioni cruciali può portare a errori medici. Una trasmissione accurata e completa aiuta a ridurre i rischi.

Gestione efficiente del tempo: avendo una visione chiara delle condizioni del paziente fin dall'inizio del turno, gli operatori sanitari possono stabilire le priorità degli interventi e gestire il tempo in modo efficace.

Team-building: la trasmissione promuove la coesione del team. Sono un momento di scambio e collaborazione, che rafforza il senso di appartenenza e le dinamiche di squadra.

Principi di trasmissione efficace :

Chiarezza: le informazioni devono essere presentate in modo conciso e chiaro per evitare qualsiasi ambiguità.

Completezza: devono essere trattati tutti gli aspetti rilevanti della gestione del paziente, dai farmaci somministrati alle osservazioni comportamentali.

Struttura: una trasmissione strutturata, spesso seguendo un formato o una lista di controllo, assicura che non vengano omessi elementi importanti.

Interattività: non si tratta solo di parlare, ma anche di ascoltare. I professionisti che ricevono la trasmissione devono avere la possibilità di fare domande o chiedere chiarimenti.

Documentazione: oltre alla trasmissione orale, avere una documentazione scritta, come appunti o rapporti, può servire come riferimento e garantire la tracciabilità.

Riservatezza: le informazioni condivise durante le comunicazioni sono spesso sensibili. È fondamentale garantire che questi scambi rimangano riservati.

La comunicazione è molto più di una semplice routine o di una procedura formale. È il collante che lega le azioni di più professionisti intorno al benessere del paziente. Assicurare la loro qualità ed efficacia è essenziale per garantire la sicurezza e la continuità delle cure. In un mondo medico sempre più complesso, la capacità di comunicare in modo efficace e accurato è diventata un'abilità inestimabile.

Revisione delle cartelle cliniche: preparazione e anticipazione.

La revisione delle cartelle cliniche è una fase essenziale della cura del paziente. Fornisce un quadro completo della storia medica del paziente, dei trattamenti attuali e delle esigenze future. Questo processo richiede rigore, preparazione e anticipazione. Addentriamoci nel mondo di questo compito, che è così cruciale per l'assistenza medica.

Perché è importante preparare correttamente la revisione della cartella clinica?

Anamnesi medica: comprendere l'anamnesi medica di un paziente è fondamentale per le decisioni future. Tutto, dalle allergie e dagli interventi chirurgici passati alle terapie in corso, può influenzare il piano di cura.

Garantire la sicurezza del paziente: una revisione inappropriata o incompleta può portare a errori medici. Una preparazione accurata riduce i rischi associati alle informazioni mancanti o male interpretate.

Ottimizzare il tempo: con i vincoli di tempo spesso affrontati dagli operatori sanitari, una revisione ben preparata consente di prendere decisioni in modo rapido ed efficiente.

Preparazione per la revisione :

Raccogliere informazioni: Si assicuri di avere tutti i documenti rilevanti: cartelle cliniche, risultati di esami, appunti di consultazioni precedenti, ecc.

Archiviazione cronologica: organizzare i documenti in ordine cronologico, dal più vecchio al più recente, per facilitare la comprensione dei progressi del paziente.

Evidenziare le informazioni chiave: sottolinei o annoti i punti chiave da ricordare per ogni documento.

Preparare gli strumenti: avere a portata di mano strumenti come penne, post-it o evidenziatori per annotare e segnare i punti di interesse.

Anticipare le esigenze e le domande:

Elenco di domande: Prima della revisione, prepari un elenco di domande o punti di chiarimento basati sulle informazioni che ha raccolto.

Consultare i protocolli medici: per condizioni o trattamenti specifici, familiarizzi con i protocolli o le raccomandazioni mediche più recenti per anticipare le esigenze del paziente.

Collaborazione interdisciplinare: anticipare gli specialisti o altri professionisti della salute che potrebbero essere necessari per fornire un'assistenza completa.

Dopo la revisione :

Sintesi: scrivere un breve riassunto delle informazioni chiave per facilitare la gestione futura e la comunicazione con altri professionisti.

Aggiornamento della cartella: se sono state scoperte nuove informazioni o sono state apportate modifiche al piano di cura, assicurarsi di aggiornare la cartella clinica del paziente di conseguenza.

Comunicazione: condividere le informazioni rilevanti con l'équipe medica e gli altri professionisti coinvolti.

La revisione delle cartelle cliniche è una danza delicata tra il passato medico, il presente clinico e l'anticipazione del futuro. Questo compito, sebbene spesso percepito come amministrativo, è al centro dell'assistenza medica. Affrontando questa responsabilità con rigore, preparazione e anticipazione, gli operatori sanitari possono assicurarsi di offrire ai loro pazienti un'assistenza ottimale.

Somministrare i trattamenti: Farmaci per via orale e endovenosa, e sottocutaneo.

I farmaci sono una parte essenziale del trattamento medico. Possono essere somministrati per diverse vie, a seconda della loro formulazione, dell'obiettivo terapeutico e della situazione clinica del paziente. Tra queste vie di somministrazione, quelle orali, endovenose e sottocutanee sono tra le più comuni. Vediamo le particolarità di ognuna di queste vie e le loro implicazioni per gli assistenti.

1. Farmaci orali :

Descrizione: Si tratta di farmaci somministrati per bocca, che poi passano nell'apparato digerente. Possono assumere la forma di compresse, capsule, sciroppi o sospensioni.

Vantaggi: facile da somministrare, adatto al trattamento a lungo termine, generalmente a basso costo.

Svantaggi: Passaggio attraverso il fegato (effetto di primo passaggio), possibili interazioni con gli alimenti, necessità di una buona compliance del paziente.

Precauzioni: si assicuri che il paziente sia in grado di deglutire, sia consapevole delle controindicazioni e delle interazioni farmacologiche.

2. Farmaci per via endovenosa (IV) :

Descrizione: somministrazione diretta in una vena, di solito tramite un catetere. Può trattarsi di un bolo (iniezione rapida) o di un'infusione (su un periodo più lungo).

Vantaggi: rapida insorgenza dell'azione, dosaggio preciso, possibilità di somministrare grandi volumi o farmaci irritanti.

Svantaggi: Rischio di infezione, richiede una tecnica sterile, potenziali complicazioni associate alla via venosa (trombosi, flebite).

Precauzioni: formazione adeguata per l'inserimento e la gestione delle linee venose, monitoraggio regolare del sito di inserimento, rispetto dei protocolli di asepsi.

3. Farmaci sottocutanei :

Descrizione: Iniezione nel tessuto sottocutaneo, appena sotto la pelle. Comunemente viene utilizzata, ad esempio, per l'insulina o gli anticoagulanti.

Vantaggi: somministrazione relativamente semplice, assorbimento prevedibile, adatto all'uso domiciliare con autoiniezione.

Svantaggi: Volume di somministrazione limitato, possibili reazioni locali (arrossamento, dolore).

Precauzioni: rotazione dei siti di iniezione per evitare la lipoatrofia o la lipoipertrofia, tecnica di somministrazione appropriata per ridurre al minimo il rischio di reazioni locali.

Implicazioni per i caregiver:

Formazione e competenza: gli assistenti devono essere formati e competenti nella somministrazione di farmaci per vie diverse, comprendendo i vantaggi, gli svantaggi e le precauzioni necessarie.

Educazione del paziente: In alcuni casi, soprattutto per l'autoiniezione sottocutanea, gli assistenti hanno il ruolo di educare e formare il paziente o chi lo assiste sulla tecnica di somministrazione.

Monitoraggio: dopo la somministrazione, il monitoraggio è spesso necessario per individuare e gestire eventuali effetti collaterali o complicazioni.

Ogni via di somministrazione ha le sue specificità. Gli operatori sanitari, siano essi infermieri, farmacisti o medici, devono padroneggiare questi aspetti per garantire una terapia efficace e sicura. La comprensione delle caratteristiche farmacocinetiche e farmacodinamiche, così come la formazione continua, sono essenziali per ottimizzare i benefici terapeutici e minimizzare i rischi per i pazienti.

Le sfide delle malattie multiple.

Trattare un paziente affetto da diverse patologie - o comorbilità - è una delle principali sfide che devono affrontare gli operatori sanitari, in particolare nei reparti di medicina interna. Le condizioni multiple possono comportare complicazioni nella gestione delle cure, aumentare il rischio di ospedalizzazione e influenzare negativamente la qualità di vita del paziente. Diamo un'occhiata alle sfide associate e alle strategie per affrontarle.

1. Interazioni farmacologiche :

I pazienti affetti da più malattie sono spesso sottoposti a diversi trattamenti contemporaneamente. Questo aumenta il rischio di interazioni farmacologiche, che possono ridurre l'efficacia dei farmaci o causare reazioni avverse.

2. Polifarmacia :

La polifarmacia, ovvero l'assunzione di un gran numero di farmaci, può rendere difficile per i pazienti rispettare la terapia e aumentare il rischio di errori terapeutici.

3. Sinergia di sintomi:

I sintomi di malattie diverse possono rafforzarsi a vicenda. Per esempio, la depressione può intensificare la percezione del dolore in un paziente che soffre di artrite.

4. Complessità diagnostica :

I sintomi di diverse malattie possono sovrapporsi, rendendo la diagnosi più complessa.

5. Coordinamento delle cure:

Un paziente affetto da patologie multiple può avere bisogno di consultare diversi specialisti. Garantire un coordinamento efficace e una comunicazione trasparente tra questi professionisti è essenziale, ma a volte complesso.

6. Impatto sulla qualità della vita:

Le patologie multiple possono limitare l'attività fisica, influire sulla salute mentale e ridurre l'indipendenza, incidendo profondamente sulla qualità di vita del paziente.

Strategie per superare queste sfide:

Approccio centrato sul paziente:

Comprendere le esigenze, le preoccupazioni e le priorità del paziente è essenziale per sviluppare un piano di assistenza personalizzato.

Revisione periodica dei farmaci:

È fondamentale rivedere regolarmente la lista dei farmaci del paziente per ridurre la politerapia e minimizzare il rischio di interazioni farmacologiche.

Comunicazione interprofessionale :

La promozione di una comunicazione aperta tra tutti i professionisti coinvolti nella cura del paziente porta a un migliore coordinamento e a un'assistenza più completa.

Educazione e assistenza :

Informare i pazienti e le loro famiglie sulle loro malattie, sui trattamenti e sulla gestione dei sintomi aiuta a migliorare la compliance dei pazienti e la loro qualità di vita.

Utilizzo della tecnologia :

Gli strumenti digitali, come le cartelle cliniche elettroniche, possono facilitare il coordinamento delle cure e il monitoraggio dei pazienti.

Seguito ravvicinato :

Le visite regolari consentono una valutazione continua delle condizioni del paziente, l'adeguamento dei trattamenti e la diagnosi precoce delle complicazioni.

La cura dei pazienti con patologie multiple richiede un approccio olistico, incentrato sul paziente, che tenga conto della complessità della sua situazione. Con particolare attenzione al coordinamento, alla comunicazione e all'educazione, è possibile offrire un'assistenza di qualità a questi pazienti, migliorando così la loro salute e il loro benessere.

Follow-up del paziente :
Osservazioni cliniche.

L'osservazione clinica è un pilastro fondamentale della pratica medica. È il primo passo nell'approccio diagnostico e terapeutico e fornisce una visione preziosa della condizione del paziente. In un reparto di medicina interna, dove i pazienti possono presentare una varietà di sintomi complessi e co-morbilità, l'osservazione clinica è particolarmente essenziale. Diamo un'occhiata più da vicino a questo concetto.

1. Che cos'è l'osservazione clinica?

L'osservazione clinica è un processo sistematico con cui l'assistente raccoglie informazioni sul paziente attraverso l'osservazione diretta. Ciò può includere l'esame fisico, ma anche l'osservazione del comportamento, delle interazioni, dell'andatura e di altri elementi.

2. I componenti dell'osservazione clinica:

Esame generale: valutazione delle condizioni generali del paziente, livello di coscienza, colore della pelle, morfologia, ecc.

Esame fisico: esame sistematico di varie parti del corpo (auscultazione, palpazione, percussione).

Osservazione comportamentale: studio delle espressioni facciali, dell'andatura, dei movimenti e del comportamento generale.

Osservazione dei segni vitali: misurazione della pressione sanguigna, della frequenza cardiaca, della frequenza respiratoria, della temperatura, ecc.

3. L'importanza dell'osservazione clinica in medicina interna:

Fare una diagnosi iniziale: molti segni clinici possono indicare una malattia specifica o una condizione sottostante.

Monitoraggio del progresso di una malattia: le osservazioni ripetute possono essere utilizzate per valutare la progressione di una malattia o l'efficacia di un trattamento.

Rilevare le anomalie: alcuni segni clinici impercettibili possono essere indicatori precoci di complicazioni o nuove patologie.

4. Sfide associate all'osservazione clinica:

Interpretazione soggettiva: due medici possono interpretare un'osservazione in modo diverso, soprattutto se è sottile.

Variabilità dei sintomi: in medicina interna, la molteplicità delle malattie e la loro variegata presentazione possono rendere più complessa l'osservazione clinica.

5. Ottimizzare l'osservazione clinica :

Formazione continua: gli assistenti devono aggiornare regolarmente le loro conoscenze e competenze in materia di esami clinici.

Uso di strumenti standardizzati: alcuni strumenti o scale possono aiutare a oggettivare certe osservazioni.

Lavoro di squadra: discutere regolarmente le osservazioni con gli altri membri del team può aiutare a ottenere una visione più completa e obiettiva.

L'osservazione clinica è un'abilità essenziale in medicina interna, che richiede un'attenzione particolare, una formazione continua e un approccio collaborativo. Non solo permette di fare una diagnosi, ma anche di monitorare il progresso della malattia, di adattare i trattamenti e di prevenire le complicazioni.

Comunicazione con il paziente e la sua famiglia.

La comunicazione con i pazienti e le loro famiglie è una delle competenze più cruciali per un professionista della medicina interna. Influisce non solo sulla comprensione della malattia e del trattamento da parte del paziente, ma anche sulla sua soddisfazione, sull'aderenza alla terapia e, in ultima analisi, sui suoi risultati di salute. Nei reparti di medicina interna, dove le diagnosi possono essere complesse e i trattamenti multifattoriali, questa comunicazione è ancora più essenziale.

1. L'importanza di una comunicazione efficace:

Fiducia e relazione terapeutica: una buona comunicazione crea fiducia tra il paziente, la famiglia e l'assistente, che è essenziale per una relazione terapeutica di successo.

Processo decisionale informato: i pazienti devono comprendere la loro malattia, le opzioni terapeutiche e i benefici e i rischi associati, per poter prendere decisioni informate.

Ridurre l'ansia: la malattia può essere una fonte di ansia. Una comunicazione chiara ed empatica può aiutare a ridurre l'ansia.

2. Tecniche di comunicazione efficace:

Ascolto attivo: si tratta di prestare piena attenzione a ciò che il paziente o la sua famiglia sta dicendo, riflettendo, chiarendo e riformulando se necessario.

Linguaggio semplice e chiaro: eviti il gergo medico e si assicuri che le informazioni siano presentate in modo comprensibile.

Comunicazione non verbale: prendere in considerazione il linguaggio del corpo, il contatto visivo e il tono di voce.

Domande aperte: incoraggiare i pazienti ad esprimersi ponendo domande aperte.

Convalida della comprensione: verificare regolarmente che il paziente o la sua famiglia abbiano compreso le informazioni fornite.

3. Affrontare argomenti sensibili:

Ci possono essere momenti in cui è necessario comunicare notizie difficili, come una diagnosi grave o una progressione sfavorevole della malattia.

Preparazione: anticipare le reazioni emotive e pianificare un luogo tranquillo e privato per la discussione.

Empatia: riconoscere e convalidare le emozioni dei pazienti e dei loro familiari.

Onestà: è essenziale essere sia trasparenti che sensibili.

4. Coinvolgere la famiglia :

La famiglia gioca spesso un ruolo chiave nell'assistenza e nel sostegno del paziente.

Riconoscimento: riconoscere il ruolo della famiglia e convalidarla come partner nell'assistenza.

Riservatezza: garantire la riservatezza durante la condivisione delle informazioni rilevanti con la famiglia.

Supporto: fornire risorse o indicazioni se la famiglia ha bisogno di aiuto per gestire lo stress o l'ansia associati alla malattia.

5. Gestire le situazioni difficili:

Ci possono essere momenti in cui il paziente o la famiglia sono arrabbiati, frustrati o in disaccordo con l'équipe medica.

Mantenere la calma: non reagire emotivamente, ma ascoltare attivamente le loro preoccupazioni.

Chiarire: spesso l'insoddisfazione deriva da un malinteso. Chiarire le informazioni può risolvere molti problemi.

Cercare un compromesso: se possibile, collaborare per trovare una soluzione accettabile per tutte le parti.

Una comunicazione efficace è il cuore della medicina interna, ed è essenziale che gli operatori sanitari sviluppino e perfezionino costantemente le loro capacità comunicative. Una comunicazione di successo può migliorare non solo l'assistenza al paziente, ma anche la soddisfazione del paziente e della famiglia, portando a risultati migliori in generale.

Capitolo 3

COMPETENZE CLINICHE ESSENZIALI

Valutazione clinica :
L'importanza della storia.

L'anamnesi, che si riferisce a tutte le informazioni raccolte dall'operatore sanitario quando interroga il paziente, svolge un ruolo centrale nella pratica medica, in particolare nella medicina interna. Rappresenta la prima fase del processo diagnostico, guidando le fasi successive come l'esame fisico, le indagini e le decisioni terapeutiche.

1. L'anamnesi come base per la diagnosi:
    Sintomi: i sintomi principali che hanno portato il paziente a cercare aiuto, come sono iniziati, come si sono sviluppati, le loro caratteristiche, la loro intensità e cosa li aggrava o li allevia.
    Anamnesi medica: malattie precedenti, interventi chirurgici, allergie, trattamenti attuali o recenti.
    Anamnesi familiare: l'anamnesi medica dei membri della famiglia può fornire indizi su malattie ereditarie o predisposizioni genetiche.
2. Più di un semplice elenco di sintomi:
    Contesto di insorgenza: capire il contesto in cui compaiono i sintomi può aiutare a determinarne la causa.
    Influenza sulla vita quotidiana: gli effetti dei sintomi sulla capacità del paziente di svolgere le attività quotidiane.
    Sentimenti ed emozioni: Ansia, stress, depressione e altri stati emotivi possono influenzare o essere influenzati dalle condizioni mediche.
3. L'arte di fare le domande giuste:
    Tecnica di apertura: iniziare con domande aperte, come "Cosa posso fare per lei oggi?" o "Mi parli dei suoi sintomi".

Evitare di suggerire le risposte: porre le domande in modo neutro per suscitare una risposta genuina da parte del paziente.

Domande mirate: se necessario, faccia domande più specifiche per chiarire alcuni punti.

4. L'importanza dell'ascolto attivo: l'ascolto è importante quanto le domande. L'ascolto attivo implica la piena concentrazione, la comprensione, la risposta e il ricordo di ciò che il paziente sta dicendo.

5. Le sfide della presa in carico della storia :

Pazienti riluttanti o diffidenti: Alcuni pazienti possono essere riluttanti a condividere dettagli intimi o temere di essere giudicati.

Barriere linguistiche o culturali: è fondamentale comprendere e rispettare le convinzioni culturali del paziente e, se necessario, utilizzare un interprete.

Complessità dei sintomi: in medicina interna, i pazienti possono presentare una serie di sintomi apparentemente non correlati. L'anamnesi deve essere sufficientemente approfondita per cogliere questa complessità.

6. Impatto sull'assistenza al paziente:

Approfondimento diagnostico: un'anamnesi completa e accurata è spesso la chiave per fare una diagnosi corretta.

Pianificazione del trattamento: La comprensione delle esigenze, delle preoccupazioni e del contesto di vita del paziente può guidare le decisioni terapeutiche.

L'anamnesi non è una mera formalità, ma un potente strumento diagnostico. Richiede al medico di combinare l'abilità tecnica con l'intuizione, l'empatia e l'ascolto. In medicina interna, con la diversità e la complessità dei casi, è ancora più essenziale. Getta le basi per una gestione centrata sul paziente, appropriata ed efficace.

Esecuzione di un esame clinico.

L'esame clinico è una fase fondamentale della valutazione medica, successiva all'anamnesi. Comporta una valutazione sistematica del paziente utilizzando i sensi del medico, talvolta aiutati da alcuni semplici strumenti, come lo stetoscopio o il martello riflesso. L'obiettivo di questo esame è confermare o confutare le ipotesi diagnostiche avanzate sulla base dell'anamnesi.

1. Preparazione all'esame clinico:

    Creare l'ambiente giusto: si assicuri che la stanza sia ben illuminata, calda e riservata.

    Spiegazione e consenso: informare sempre il paziente di ciò che si sta per fare e perché, e ottenere il suo consenso.

    Posizionamento del paziente: Assicurarsi che il paziente sia comodamente seduto, a seconda della parte del corpo da esaminare.

2. Revisione generale :

    Aspetto generale: notare lo stato di coscienza, la carnagione, la postura, il livello di ansia o di dolore.

    Segni vitali: temperatura, polso, pressione sanguigna, frequenza respiratoria, saturazione di ossigeno.

    Esame della pelle: colore, consistenza, elasticità, presenza di eruzioni cutanee, lividi, cicatrici o noduli.

3. Esame sistematico tramite dispositivo:

    Esame cardiovascolare: auscultazione del cuore, palpazione delle pulsazioni periferiche, controllo dell'edema degli arti inferiori.

    Esame respiratorio: ispezione, palpazione, percussione e auscultazione dei polmoni.

    Esame addominale: ispezione, auscultazione, percussione e palpazione dell'addome.

Esame neurologico: valutazione della coscienza, dei nervi cranici, della forza muscolare, dei riflessi, della coordinazione e della sensazione.

Esame muscoloscheletrico: valutazione della mobilità, della forza e della stabilità delle articolazioni, alla ricerca di dolori o deformità.

Visita otorinolaringoiatrica e oculistica: esame della gola, delle orecchie, del naso e degli occhi.

Esame del sistema genitale, urinario e rettale: in base ai sintomi e con il consenso del paziente.

4. Tecniche di esame :

Ispezione: osservazione visiva di diverse parti del corpo.

Palpazione: usare le mani per sentire la consistenza, le dimensioni, la forma, la consistenza e la posizione di alcune parti del corpo.

Percussione: picchiettare leggermente la superficie del corpo per determinare la densità degli organi sottostanti.

Auscultazione: ascolto dei suoni prodotti da cuore, polmoni, addome e altri organi.

5. Importanza dell'osservazione e dell'intuizione clinica :

Segni sottili: a volte, segni clinici discreti possono fornire indizi preziosi sulle condizioni del paziente.

Intuizione clinica: con l'esperienza, molti medici sviluppano una sorta di 'sesto senso' che li guida nella valutazione.

6. Documentazione e comunicazione:

Scriva le sue osservazioni: Documenta le sue osservazioni durante l'esame in modo dettagliato e strutturato.

Condividere le sue scoperte: Discuta le sue osservazioni e la sua valutazione con il paziente e, se necessario, con altri operatori sanitari.

Eseguire un esame clinico è tanto un'arte quanto una scienza. Ogni paziente è unico ed è essenziale affrontare l'esame con apertura, curiosità e rispetto. In medicina interna, con la sua vasta gamma di possibili patologie, l'esame clinico è ancora più cruciale e la capacità di collegare i segni e i sintomi alla patologia sottostante è un'abilità inestimabile.

Gesti tecnici : Inserimento di linee venose.

L'inserimento di linee venose è una procedura comune negli ospedali. Questi dispositivi vengono utilizzati per somministrare farmaci, fluidi e prodotti ematici, o per prelevare sangue. Possono essere utilizzati per soggiorni brevi, come i cateteri venosi periferici, o lunghi, come i cateteri venosi centrali.

1. Introduzione: importanza della via venosa

- **Somministrazione di farmaci**: alcuni farmaci possono essere somministrati solo per via endovenosa.
- **Rianimazione ed emergenze**: la via venosa è essenziale per la somministrazione rapida di liquidi o farmaci in caso di emergenza.
- **Prelievo di sangue**: I cateteri facilitano il prelievo di sangue per l'analisi.

2. Catetere venoso periferico (PVC) :

- **Indicazioni**: trattamenti a breve termine, prelievo di sangue.
- **Siti preferiti**: vene sul dorso della mano e dell'avambraccio.
- **Tecnica di applicazione**: disinfezione rigorosa, applicazione con un ago, fissaggio e controllo della permeabilità.
- **Gestione e manutenzione**: monitoraggio regolare, rinnovo come richiesto e raccomandato.

3. Cateteri venosi centrali (CVC) :

Indicazioni: trattamenti a lungo termine, nutrizione parenterale, chemioterapia, farmaci vasoattivi, dialisi.

Siti preferiti: vena giugulare interna, vena succlavia, vena femorale.

Tecnica di montaggio: richiede una tecnica rigorosamente sterile, spesso sotto controllo radiologico o a ultrasuoni.

Gestione e manutenzione: monitoraggio rigoroso per prevenire le complicanze, medicazioni sterili, linee dedicate per determinate infusioni.

4. Possibili complicazioni:

Tromboflebite: infiammazione di una vena causata da un coagulo di sangue.

Infezione: nel sito di puntura o a livello sistemico.

Stravaso: passaggio involontario di farmaci o liquidi al di fuori della vena, che può causare danni ai tessuti.

Ostruzione del catetere: da un coagulo o da un farmaco precipitato.

5. Buone prassi:

Asepsi rigorosa: lavaggio delle mani, uso di guanti sterili, disinfezione accurata del sito di puntura.

Tecnica appropriata: scelta delle dimensioni del catetere in base al trattamento, controllo del ritorno venoso.

Educazione del paziente: spiegare il motivo della procedura e i segni di complicazioni a cui prestare attenzione.

Ritiro: quando non è più necessario o in caso di complicazioni, seguendo i protocolli per minimizzare i rischi.

L'inserimento e la gestione delle linee venose sono competenze essenziali per gli infermieri di medicina interna, data la diversità dei pazienti e dei trattamenti somministrati. La formazione continua e l'aggiornamento delle conoscenze sono fondamentali per garantire la sicurezza del paziente e un trattamento efficace.

Addebiti diretti.

I campioni di sangue svolgono un ruolo cruciale nella gestione diagnostica e terapeutica dei pazienti di medicina interna. Forniscono informazioni precise sulla salute di un individuo, identificando la presenza di microrganismi patogeni, anomalie biochimiche o marcatori di malattie specifiche.

1. Introduzione: rilevanza del campionamento
   - **Orientamento diagnostico**: identificare la causa sottostante di una patologia o di un sintomo.
   - **Monitoraggio terapeutico**: monitoraggio dell'efficacia o degli effetti collaterali di un trattamento.
   - **Screening**: identificare una malattia in una fase iniziale o determinare il rischio di sviluppare una determinata condizione.
2. Tipi di campioni comunemente prelevati in medicina interna:
   - Sangue :
     - Emocromo completo
     - Check-up biochimico (ionogramma, funzioni renali ed epatiche, ecc.).
     - Livelli ormonali
     - Marcatori specifici (ad esempio, la troponina per l'infarto del miocardio)
   - Urinario :
     - ECBU (Esame citobatteriologico delle urine)
     - Saggi biochimici
     - Ricerca di proteine o altri elementi patologici

Movimenti intestinali :
  Coprocultura (se si sospetta un'infezione)
  Ricerca del sangue occulto

Liquido cerebrospinale (CSF): nei casi di sospetta meningite o altre patologie neurologiche.

Forature :
  Puntura lombare
  Puntura pleurica
  Puntura dell'ascite
  Biopsie (fegato, reni, ecc.)

Pap test: ad esempio, lo striscio vaginale per lo screening del cancro al collo dell'utero.

3. Tecniche di campionamento:

Condizioni asettiche: per garantire che i campioni non vengano contaminati.

Attrezzatura appropriata: utilizzare provette o terreni di coltura specifici a seconda del tipo di campione.

Tecnica corretta: ridurre al minimo il rischio di complicazioni per il paziente e garantire l'affidabilità del campione.

4. Trasporto e stoccaggio :

Imballaggio: alcuni campioni devono essere conservati a temperature specifiche o protetti dalla luce.

Velocità: la velocità di consegna al laboratorio è spesso cruciale per l'affidabilità dei risultati.

5. Interpretazione dei risultati:

Normale vs. Anormale: confrontare i risultati con i valori di riferimento.

Correlazione clinica: mettere in relazione i risultati con il quadro clinico del paziente.

6. Comunicazione con il laboratorio :

Discussioni: parlare con il laboratorio per comprendere i risultati inattesi o richiedere ulteriori esami.

Formazione continua: i metodi di analisi si evolvono, quindi è fondamentale tenersi aggiornati.

Il prelievo di sangue è uno strumento fondamentale per gli operatori sanitari della medicina interna, e la sua corretta esecuzione e interpretazione sono essenziali per una cura ottimale del paziente. Gli infermieri svolgono un ruolo centrale in questo processo, dalla raccolta del campione alla comunicazione dei risultati al paziente e al team sanitario.

Amministrazione trattamenti specifici.

La somministrazione di trattamenti specifici è uno dei compiti centrali dell'infermiere di medicina interna. Questi trattamenti, spesso complessi, richiedono una comprensione approfondita, un'attenzione ai dettagli e una stretta collaborazione con il team medico.

1. Introduzione: la versatilità del ruolo infermieristico

   Adattare la terapia: ogni paziente è unico. Le sue esigenze, la sua storia e la sua risposta al trattamento richiedono un adattamento costante.

   Educare e rassicurare: L'infermiere informa il paziente sulla sua terapia, spiega i potenziali benefici e rischi e si assicura che il paziente e la sua famiglia comprendano il piano di trattamento.

2. Trattamenti comuni in medicina interna:

   Antibiotici: per via endovenosa, orale o iniettiva, sono spesso utilizzati per trattare varie infezioni.

   Corticosteroidi: utilizzati nelle malattie infiammatorie o autoimmuni.

   Anticoagulanti: Prevenzione e trattamento della trombosi.

   Immunosoppressori: utilizzati in particolare per le malattie autoimmuni o dopo i trapianti.

   Chemioterapia : Per il trattamento di alcuni tumori o malattie ematologiche.

Trattamenti sostitutivi: come l'insulina per il diabete o gli ormoni tiroidei.

3. Tecniche di amministrazione:

Orale: compresse, capsule, sciroppi.

Iniezione: endovenosa, intramuscolare, sottocutanea.

Perfusione: per una durata variabile, richiede un attento monitoraggio.

Topici: creme, gel, cerotti.

Inalazione: spray, aerosol, nebulizzazioni.

4. Monitoraggio ed effetti collaterali :

Monitoraggio clinico: osservare la comparsa di sintomi avversi o di segni di miglioramento.

Esami biologici: alcuni trattamenti richiedono un monitoraggio regolare dei parametri del sangue.

Gestire gli effetti collaterali: riconoscere, trattare e, se necessario, adattare il trattamento in caso di effetti indesiderati.

5. Educazione terapeutica :

Spiegazioni chiare: aiutare i pazienti a comprendere la loro malattia e il loro trattamento.

Aderenza al trattamento: Discutere le potenziali barriere e incoraggiare l'assunzione regolare.

Autosomministrazione: insegnare ai pazienti come somministrare il proprio trattamento, se necessario (ad esempio, iniezioni di insulina).

6. Coordinamento con il team di cura:

Comunicazioni mirate: Condividere con i medici le osservazioni ed eventuali problemi legati al trattamento.

Collaborazione multidisciplinare: lavorare con farmacisti, fisioterapisti, dietologi, ecc.

La somministrazione di trattamenti specifici è una responsabilità pesante che grava sulle spalle dell'infermiere di medicina interna. Richiede non solo competenze tecniche, ma anche la capacità di comunicare, educare e adattarsi a ciascun paziente. In questo contesto, l'infermiere svolge un ruolo centrale, garantendo la sicurezza del paziente e ottimizzando l'efficacia terapeutica.

Capitolo 4

COLLABORAZIONE INTERPROFESSIONALE

Lavorare con l'internista: comunicazione e relazione.

Lavorare a stretto contatto con l'internista è una parte essenziale della professione infermieristica. Questa collaborazione implica una comunicazione chiara, precisa e rispettosa, per garantire un'assistenza ottimale al paziente. Il rapporto infermiere-internista è ancora più cruciale nella medicina interna, una specialità complessa che si occupa di patologie multisistemiche.

1. Comprendere il ruolo dell'internista:
   Competenza medica: gli internisti sono esperti in patologie interne, che spesso sono croniche e multisistemiche.
   Decisioni terapeutiche: prende decisioni relative al trattamento e agli orientamenti diagnostici.
2. L'importanza della comunicazione:
   Trasmettere informazioni: Gli infermieri sono in prima linea quando si tratta di osservare i progressi del paziente. Trasmettere queste informazioni in modo accurato è essenziale.
   Scambio bidirezionale: se l'infermiere trasmette informazioni al medico, anche quest'ultimo deve comunicare le sue decisioni e i suoi ragionamenti all'infermiere.
   Riunioni multidisciplinari: sono occasioni per discutere casi complessi e definire una strategia terapeutica collettiva.
3. Il rapporto quotidiano :
   Rispetto reciproco: riconoscere le competenze degli altri, valorizzando il loro ruolo e le loro capacità.
   Collaborazione: lavorare fianco a fianco, soprattutto in situazioni di emergenza o quando si devono prendere decisioni complesse.

Formazione continua: l'internista può svolgere un ruolo formativo per l'infermiere, aiutandolo a comprendere meglio determinate patologie o trattamenti.

4. Gestire i disaccordi:

Dialogo: in caso di divergenza di opinioni, è fondamentale instaurare un dialogo costruttivo, mettendo al primo posto gli interessi del paziente.

Feedback: il feedback è essenziale per migliorare la collaborazione. È importante poter discutere di ciò che funziona bene e di dove si possono apportare miglioramenti.

5. Comunicazione con il paziente:

Approccio coordinato: l'infermiere e il medico devono presentare al paziente una visione e un'informazione coerente, anche se ognuno porta la propria prospettiva.

Ruolo di traduttore: l'infermiere può talvolta fungere da intermediario, spiegando al paziente, con parole più semplici, ciò che il medico ha prescritto o diagnosticato.

6. Evoluzione del rapporto:

Dalla gerarchia alla collaborazione: mentre in passato il rapporto era spesso percepito come gerarchico, oggi l'enfasi è sulla collaborazione orizzontale, in cui ogni professionista sanitario contribuisce con la sua esperienza unica.

Interdipendenza: un'assistenza ottimale al paziente richiede la sinergia dell'intero team di cura.

La collaborazione tra l'infermiere e l'internista è una danza delicata ma essenziale. Richiede fiducia, comunicazione aperta e rispetto reciproco. Nella medicina interna, dove i casi possono essere complessi, questa collaborazione è la chiave per una gestione di successo e per un miglioramento costante della qualità dell'assistenza.

Processo decisionale condiviso.

Il processo decisionale condiviso (SDM) è un processo collaborativo in cui l'operatore sanitario e il paziente lavorano insieme per prendere una decisione medica. Questo approccio enfatizza la partnership, il rispetto dei valori e delle preferenze del paziente e l'uso delle migliori prove disponibili. In medicina interna, data la complessità dei casi, la PDP è particolarmente rilevante.

1. Fondamenti del processo decisionale condiviso :
    Rispetto dei valori individuali: ogni paziente ha i propri valori, preoccupazioni e aspirazioni. La PDP rispetta questi elementi essenziali.

    Diritto all'autonomia: i pazienti hanno il diritto di partecipare attivamente alle proprie cure e di prendere decisioni sulla propria salute.
2. Il processo PDP :
    Informazione al paziente: fornire ai pazienti informazioni chiare, precise e comprensibili sulle opzioni disponibili e sui loro vantaggi e svantaggi.

    Ascolto attivo: comprendere le preferenze, i valori e le preoccupazioni del paziente.

    Discussione: discutere apertamente le diverse opzioni, valutando i vantaggi e gli svantaggi rispetto alle aspettative e alle preoccupazioni del paziente.

    Processo decisionale congiunto: L'operatore sanitario e il paziente concordano la decisione migliore da prendere.
3. I vantaggi del PDP :
    Assistenza personalizzata: Il trattamento è personalizzato in base alle esigenze e alle preferenze del paziente.

    Migliore aderenza al trattamento: I pazienti hanno maggiori probabilità di seguire un ciclo di trattamento quando sono stati coinvolti nella decisione.

Aumento della soddisfazione: i pazienti si sentono valorizzati, ascoltati e coinvolti.
4. Le sfide del PDP :
Tempo: la PDP può richiedere più tempo rispetto agli approcci decisionali tradizionali.
Formazione: per essere efficace, gli operatori sanitari devono essere formati a questo approccio.
Limitazioni delle prove: non tutte le decisioni mediche sono supportate da prove solide, il che può complicare il PDP.
5. PDP in medicina interna :
Complessità dei casi: I pazienti di medicina interna possono presentare patologie multiple e complesse, che richiedono un approccio sfumato.
Team multidisciplinare: il processo decisionale può coinvolgere diversi specialisti, sottolineando l'importanza della comunicazione e del coordinamento.
Sfide etiche: la medicina interna può talvolta presentare dilemmi etici, dove il PDP svolge un ruolo cruciale nel garantire che il paziente sia al centro delle decisioni.

Il processo decisionale condiviso rappresenta un cambiamento importante nel modo in cui viene erogata l'assistenza sanitaria. Valorizza l'esperienza e la competenza del paziente, attingendo alle capacità cliniche del professionista sanitario. In medicina interna, significa navigare nella complessità dei casi con il paziente come partner a tutti gli effetti.

Lavorare insieme con altri dipartimenti: Imaging medico.

L'imaging medico svolge un ruolo cruciale nella medicina interna. Viene utilizzata non solo per fare una diagnosi, ma anche per monitorare il progresso di una patologia, guidare determinati interventi e contribuire alla ricerca medica. L'interazione tra gli infermieri e il mondo dell'imaging è essenziale per garantire un'assistenza di qualità.

1. Modalità di imaging in medicina interna:

Radiografia: una delle forme più antiche di imaging, utilizza i raggi X per visualizzare le ossa e alcuni tessuti.

Ultrasuoni: utilizza le onde sonore per produrre immagini, comunemente usate per esaminare il cuore, i vasi, il fegato e altri organi.

Tomografia computerizzata (TC): una forma avanzata di radiografia che produce immagini trasversali del corpo.

Risonanza magnetica (MRI): utilizza potenti magneti e onde radio per produrre immagini dettagliate.

Scintigrafia: utilizza sostanze radioattive per valutare la funzione di alcuni organi.

2. Il ruolo dell'infermiere nella diagnostica per immagini:

Preparare il paziente: spiegare la procedura, controllare l'anamnesi, somministrare agenti di contrasto se necessario.

Follow-up post-esame: monitorare eventuali reazioni agli agenti di contrasto e assicurarsi che il paziente si senta bene dopo l'esame.

Comunicazione: fare da tramite tra il paziente, il radiologo e l'internista, in particolare trasmettendo informazioni importanti o preoccupazioni del paziente.

3. L'importanza diagnostica della diagnostica per immagini:

Individuazione: individuare un'anomalia o una malattia in una fase iniziale.

Localizzazione: per individuare la posizione di una lesione o di un tumore.

Caratterizzazione: differenziare una massa benigna da una maligna, o determinare la natura di un'anomalia.

4. Imaging interventistico :

Biopsie guidate: Prelievo di tessuti per l'analisi mediante una modalità di imaging.

Cateterizzazione: utilizzo di immagini per guidare l'introduzione di un catetere nel corpo.

5. Sfide e preoccupazioni:

Radioprotezione: minimizzare l'esposizione alle radiazioni per i pazienti e il personale medico.

Allergie e interazioni: alcuni agenti di contrasto possono causare reazioni.

Qualità e interpretazione: garantire una qualità ottimale delle immagini e un'interpretazione accurata dei risultati.

6. Innovazioni e futuro dell'imaging medico:

Tecnologie avanzate: Sviluppo di nuove modalità e miglioramento delle tecniche esistenti per ottenere immagini di migliore qualità con meno rischi.

Intelligenza artificiale: utilizzare l'AI per migliorare il rilevamento e l'interpretazione delle immagini.

L'imaging medico è una pietra miliare della medicina interna. La stretta collaborazione tra infermieri, tecnici di radiologia e medici è essenziale per garantire un'assistenza di qualità e un processo decisionale informato. La tecnologia si sta evolvendo rapidamente, offrendo interessanti opportunità per migliorare ulteriormente la diagnosi e il trattamento in medicina interna.

Chirurgia.

La chirurgia, sebbene generalmente associata a specialità chirurgiche distinte, interagisce strettamente con la medicina interna. Infatti, molti pazienti di medicina interna possono richiedere un intervento chirurgico o trovarsi nella fase post-operatoria. Per l'infermiere di medicina interna, la comprensione degli aspetti chirurgici è fondamentale per garantire un'assistenza ottimale.

1. L'interazione tra medicina interna e chirurgia:

Consultazioni pre-operatorie: valutazione dei pazienti da parte del medico internista prima dell'intervento chirurgico, per individuare i problemi medici sottostanti o ottimizzare le condizioni pre-operatorie.

Monitoraggio post-operatorio: monitoraggio delle potenziali complicazioni mediche dopo l'intervento.

2. Il ruolo dell'infermiere in chirurgia:

Preparazione preoperatoria: educazione del paziente, anamnesi, preparazione della pelle, verifica degli esami preoperatori e coordinamento con il team chirurgico.

Assistenza post-operatoria: monitoraggio dei segni vitali, gestione del dolore, cura delle ferite, mobilizzazione precoce del paziente e individuazione precoce delle complicazioni.

Comunicazione: fare da tramite tra il paziente, l'équipe chirurgica e l'internista.

3. Complicazioni post-operatorie :

Complicazioni cardiovascolari: infarto, aritmia, insufficienza cardiaca.

Complicazioni respiratorie: polmonite, atelettasia, embolia polmonare.

Complicazioni renali: insufficienza renale acuta, infezioni del tratto urinario.

Complicazioni infettive: infezioni del sito chirurgico, setticemia.

4. Chirurgia e pazienti multi-patologici:

Valutazione del rischio: i pazienti con co-morbilità multiple possono presentare rischi maggiori durante l'intervento.

Ottimizzazione preoperatoria: gestione dei farmaci, stabilizzazione delle malattie croniche e preparazione fisica.

5. Sfide specifiche nella medicina interna:

Chirurgia non programmata: gestione delle emergenze chirurgiche per i pazienti già ricoverati per motivi medici.

Consenso informato: garantire che il paziente comprenda i rischi e i benefici della procedura, in particolare se ha un deterioramento cognitivo o altri problemi medici complessi.

6. L'importanza della collaborazione:

Team multidisciplinare: stretta collaborazione tra infermieri, chirurghi, anestesisti e internisti per garantire un'assistenza completa.

Riunioni di consultazione multidisciplinare: discussione di casi complessi per determinare il miglior approccio chirurgico e medico.

La chirurgia è una parte cruciale del percorso di cura di molti pazienti di medicina interna. Per gli infermieri, una conoscenza approfondita delle implicazioni chirurgiche e una stretta collaborazione con il team chirurgico sono essenziali per garantire un'assistenza olistica e ottimale al paziente.

Cure palliative.

Le cure palliative svolgono un ruolo essenziale nella medicina interna. Mira a migliorare la qualità di vita dei pazienti e delle loro famiglie di fronte alle conseguenze di una malattia potenzialmente fatale, alleviando il dolore e la sofferenza fisica, psicologica e spirituale. Per gli infermieri di medicina interna, la padronanza dei principi delle cure palliative è fondamentale.

1. Comprendere le cure palliative:
   Definizione e principi: Discutere la filosofia delle cure palliative e come si differenziano dalle cure curative.
   Gli obiettivi delle cure palliative: sollievo dal dolore, sostegno psicologico, spiritualità, mantenimento della dignità e processo decisionale informato.
2. L'infermiere di cure palliative:
   Valutazione olistica: comprendere il paziente nella sua totalità, compresi gli aspetti fisiologici, psicologici, sociali e spirituali.
   Gestione del dolore e di altri sintomi: tecniche farmacologiche e non farmacologiche per alleviare il dolore, la dispnea, l'ansia e altri sintomi.
   Supporto psicologico e spirituale: ascoltare, offrire conforto, facilitare le discussioni sulla fine della vita.
3. La comunicazione nelle cure palliative:
   Discussioni sugli obiettivi dell'assistenza: sollevare i desideri e le preferenze del paziente, anticipare le decisioni mediche alla fine della vita.
   La dolce verità: come parlare della fine della vita senza togliere la speranza.
   Comunicazione con la famiglia: integrare la famiglia nel processo di cura, offrendo supporto e informazioni.
4. Sfide etiche:
   Sovraccarico terapeutico vs. lasciarsi andare: trovare l'equilibrio tra continuare il trattamento e accettare la fine della vita.
   Direttive anticipate: l'importanza e il ruolo delle direttive sulle decisioni mediche alla fine della vita.
   Eutanasia e suicidio assistito: affrontare i dibattiti e le implicazioni etiche in diversi contesti culturali e legali.
5. Supporto per il team di assistenza:
   Fatica da compassione: riconoscere e gestire l'esaurimento emotivo associato alle cure palliative.

Supervisione e cura di sé: l'importanza della riflessione, del supporto tra pari e delle strategie di autoconservazione.

Formazione e risorse: opportunità per migliorare le competenze e le conoscenze in cure palliative.

6. L'evoluzione delle cure palliative:

Cure palliative a domicilio: le sfide e i vantaggi dell'assistenza ai pazienti al di fuori dell'ambiente ospedaliero.

Tecnologia e cure palliative: come le innovazioni possono supportare le cure palliative.

Ricerca e sviluppo: nuovi approcci, studi e protocolli per migliorare le cure palliative.

In medicina interna, le cure palliative sono preziose per sostenere i pazienti nelle fasi avanzate della loro malattia. L'infermiere, in quanto perno del team di assistenza, svolge un ruolo centrale nel garantire che questi pazienti godano della migliore qualità di vita possibile nei loro momenti più vulnerabili.

Capitolo 5

SFIDE EMOTIVE E SUPPORTO PSICOLOGICO

Gestire lo stress e burnout.

La gestione dello stress e del burnout è una questione fondamentale nel settore medico, in particolare nella medicina interna, dove l'intensità delle cure può essere maggiore. Gli infermieri, in prima linea, sono particolarmente esposti. Un approccio proattivo è essenziale per fornire un'assistenza ottimale al paziente, preservando il proprio benessere.

1. Riconoscere i segnali di stress e burnout:
   Sintomi fisici: stanchezza cronica, mal di testa, insonnia, dolori muscolari.
   Sintomi emotivi: irritabilità, sensazione di sopraffazione, ansia, depressione.
   Sintomi comportamentali: ritiro sociale, riduzione delle prestazioni, evitamento dei compiti.
2. Comprendere le cause:
   Carico di lavoro: orari di lavoro lunghi e irregolari, responsabilità multiple, mancanza di risorse.
   Dinamiche di squadra: conflitti interpersonali, mancanza di supporto, problemi di comunicazione.
   Fattori emotivi: Legami intensi con i pazienti, frequenti confronti con la sofferenza e la morte.
3. Strategie di gestione dello stress:
   Tecniche di rilassamento: respirazione profonda, meditazione, yoga.
   Gestione del tempo: stabilire le priorità dei compiti, fare pause regolari, delegare dove possibile.
   Limiti professionali: saper dire di no, riconoscere i propri limiti, chiedere aiuto.
4. Prevenire il burnout :
   Equilibrio vita-lavoro: valorizzare il tempo lontano dal lavoro, staccare la spina, avere degli hobby.
   Supporto professionale: supervisione, gruppi di discussione, formazione sulla gestione dello stress.

Valutazione regolare: autovalutazione, feedback dei colleghi, follow-up con un professionista della salute mentale, se necessario.

5. Coltivare la resilienza :

Riflessione personale: comprendere le proprie cause di stress, riconoscere i propri punti di forza e i propri limiti.

Sviluppi una rete di supporto: confidenti, mentori, gruppo di pari.

Formazione continua: rafforzare le sue competenze, imparare nuovi metodi per gestire lo stress.

6. L'importanza del supporto istituzionale:

Programmi di benessere: iniziative per la salute mentale, gruppi di sostegno.

Politiche di prevenzione: riconoscimento e azione contro il burnout come problema organizzativo.

Opportunità di formazione: workshop, seminari e formazione per gestire lo stress e prevenire il burnout.

7. Risorse esterne :

Terapia: trovare uno spazio per discutere le sfide professionali e personali.

Coaching e mentoring: beneficiare dei consigli e dell'esperienza di altri professionisti.

Associazioni professionali: risorse, workshop e comunità di supporto.

In un ambiente impegnativo come quello della medicina interna, gli infermieri devono armarsi di strategie e risorse per affrontare le sfide quotidiane. La gestione proattiva dello stress e la prevenzione del burnout sono essenziali non solo per il benessere dell'infermiere, ma anche per garantire un'assistenza ottimale al paziente.

L'importanza dell'empatia
e comunicazione.

L'empatia e la comunicazione sono pilastri essenziali nel mondo medico, in particolare per gli infermieri di medicina interna. Navigando nel cuore dei disturbi e delle emozioni, l'infermiere è spesso il primo punto di contatto, il collegamento tra il paziente e il resto del team medico. In questa dinamica, la capacità di comprendere, sentire e comunicare diventa fondamentale.

L'empatia è la capacità di mettersi nei panni di un'altra persona, di percepire i suoi sentimenti, di entrare nel suo mondo senza giudicare. In medicina interna, dove le patologie sono diverse e spesso complesse, e dove i pazienti sono talvolta sopraffatti da una valanga di informazioni e trattamenti, l'empatia dell'infermiere fa la differenza. Lenisce e rassicura. Costruisce un legame di fiducia, rendendo il paziente protagonista della sua guarigione.

Ma l'empatia da sola non basta. Deve essere accompagnata da una comunicazione chiara, precisa e appropriata. Ogni paziente è unico, con la sua esperienza, la sua cultura e le sue paure. Adattare ciò che si dice, scegliere le parole giuste, evita i malintesi, rassicura ed educa. Quando gli infermieri dedicano del tempo a spiegare un trattamento, a rispondere a una domanda o a illustrare una procedura in dettaglio, forniscono ai pazienti gli strumenti necessari per comprendere la loro situazione, collaborare e andare avanti.

Questa alleanza tra empatia e comunicazione modella anche il rapporto con le persone vicine al paziente. Nei corridoi della medicina interna gravitano familiari e amici, preoccupati, che sperano di ricevere notizie, che cercano di capire. L'empatia dell'infermiere può placare le loro paure e la sua comunicazione può illuminare il loro cammino.

Ma questa delicata danza tra empatia e comunicazione non si ferma qui. Si estende al team medico. Capire le esigenze di un collega, anticipare una richiesta, comunicare chiaramente un'osservazione: tutto questo facilita il lavoro di squadra, rendendo l'assistenza più fluida ed efficiente.

Infine, al di là dei benefici tangibili, l'empatia e la comunicazione arricchiscono gli infermieri stessi. Permettono loro di creare legami profondi, di trovare un significato nel loro lavoro e di superare le giornate difficili. Ricordano loro che dietro ogni cartella clinica c'è un essere umano, con le sue speranze, le sue paure e i suoi sogni. E che ogni interazione, ogni parola, ogni gesto conta. In medicina interna, come altrove, l'empatia e la comunicazione non sono solo abilità, sono l'essenza stessa dell'assistenza.

Gestire i casi difficili: Pazienti alla fine della vita.

I pazienti alla fine della vita sono un'area particolarmente emotiva e complessa della medicina interna. Accompagnare queste persone nei loro ultimi momenti richiede non solo competenze cliniche, ma anche una profonda umanità. È un momento in cui la qualità della vita, la dignità e il rispetto dei desideri del paziente sono fondamentali.

Quando un paziente entra in questa fase di fine vita, tutto cambia. Gli obiettivi terapeutici passano da un approccio curativo a uno palliativo. L'enfasi non è più sulla cura, ma sul sollievo dal dolore, sul comfort, sul benessere e sul supporto psicologico. Si tratta di capire e accettare che a volte non fare qualcosa è altrettanto importante che farla, e che un trattamento incessante non è sempre nel migliore interesse del paziente.

Ma questo periodo è anche caratterizzato da una serie di sfide emotive ed etiche. Gli infermieri di medicina interna si trovano spesso di fronte a decisioni difficili. Quando è necessario interrompere il trattamento? Come affrontare le discussioni sulla rianimazione, la nutrizione o l'idratazione artificiale? Come rispettare i desideri del paziente, tenendo conto delle raccomandazioni mediche e dei sentimenti della famiglia? Questi dilemmi richiedono un ascolto attento, una comunicazione chiara e, soprattutto, una grande empatia.

Accompagnare un paziente alla fine della vita significa anche assistere a momenti intensi. Addio lacrimevole, rimpianti, riconciliazioni, momenti di grazia in cui la vita e la morte si uniscono in una danza silenziosa. È in questi momenti che l'infermiere svolge un ruolo essenziale, non solo come professionista sanitario, ma anche come essere umano. Essere presenti, offrire una mano da stringere, un sorriso, una parola di conforto, può fare la differenza.

È anche fondamentale sostenere la famiglia e i suoi cari. Stanno attraversando un periodo di dolore, confusione e ansia. Guidandoli, informandoli, ascoltandoli e confortandoli, possiamo aiutarli a superare questo periodo delicato, a elaborare il lutto e a trovare un significato alla loro perdita.

Tuttavia, è importante riconoscere l'impatto emotivo sugli infermieri stessi. Assistere regolarmente i pazienti alla fine della vita può portare al burnout e persino al trauma vicario. È quindi essenziale prendersi cura di se stessi, cercare sostegno, riconoscere le proprie emozioni e rispondere ad esse con gentilezza.

L'assistenza di fine vita ricorda l'essenza stessa della medicina interna: prendersi cura degli esseri umani in tutta la loro complessità, con compassione e dignità. È un potente promemoria della fragilità della vita, ma anche della bellezza e della profondità dei legami umani.

La cattiva notizia.

Parlare di cattive notizie nel contesto medico è come immergersi nel cuore di una delle sfide più delicate della professione. Che si tratti di una diagnosi inaspettata, di una prognosi sfavorevole o di una complicazione medica, dare notizie difficili è un compito arduo che richiede tatto, compassione e abilità.

Il primo impatto di una cattiva notizia è lo shock. Le parole possono sembrare fluttuare nell'aria, pesanti di significato, creando un'onda d'urto che intorpidisce la mente del paziente e dei suoi cari. Per l'infermiere o il medico, si tratta di una realtà spesso ripetuta, ma per la persona che riceve la notizia, è un momento unico e sconvolgente che divide la vita in un prima e un dopo.

Dare una cattiva notizia richiede quindi un'attenta preparazione. È essenziale scegliere il momento e il luogo giusti, garantire la riservatezza e assicurarsi che il paziente sia accompagnato, se possibile. Il tono, le parole scelte e la chiarezza dell'informazione contano tutti. L'operatore sanitario deve sforzarsi di essere al tempo stesso concreto ed empatico, evitando il gergo medico, ma essendo al tempo stesso onesto e trasparente.

La comunicazione non si limita alla semplice trasmissione di informazioni. Comporta l'ascolto attivo, la percezione delle emozioni del paziente, la risposta alle sue domande e l'attenuazione delle sue preoccupazioni. È uno scambio, un dialogo, in cui il supporto emotivo è importante quanto l'informazione stessa.

Le reazioni alle cattive notizie sono molte e varie. Alcuni pazienti possono andare in stato di shock, altri possono piangere, alcuni possono fare molte domande, mentre altri possono voler essere lasciati in pace. Riconoscere e rispettare queste reazioni è fondamentale. Gli infermieri devono essere pronti a offrire sostegno, a indirizzare verso altre risorse, se necessario, o semplicemente a essere presenti, offrendo una spalla su cui appoggiarsi.

È inoltre essenziale coinvolgere la famiglia e gli amici più stretti. Essi svolgono un ruolo cruciale nel sostegno emotivo del paziente e devono essere informati, con il consenso del paziente, in modo da poter accompagnare al meglio il loro caro in questa prova.

Ma oltre al paziente, dare una cattiva notizia ha un impatto anche sull'operatore sanitario. Se non viene gestito, questo carico emotivo può portare a burnout, sensi di colpa o tristezza. È quindi fondamentale che gli infermieri si prendano cura di se stessi, cercando il sostegno dei colleghi, della supervisione o della formazione continua.

Dare cattive notizie significa navigare nelle acque torbide delle emozioni umane, cercando di portare chiarezza, sostegno e compassione in uno dei momenti più difficili della vita. È un potente promemoria dell'importanza dell'umanità nella pratica medica.

Capitolo 6

PROCEDURE E PROTOCOLLI SPECIFICI DELLA MEDICINA INTERNA

Protocolli di isolamento e igiene.

I protocolli di isolamento e di igiene sono parte integrante della routine ospedaliera e sono di fondamentale importanza per garantire la sicurezza dei pazienti, del personale infermieristico e dei visitatori. Queste misure preventive servono non solo ad evitare la diffusione di infezioni nosocomiali, ma anche a proteggere i pazienti vulnerabili con un sistema immunitario indebolito.

Per sua natura, l'ospedale è un luogo in cui coesistono molti germi, batteri e virus. Alcuni pazienti sono ricoverati con malattie infettive, mentre altri possono essere a rischio di contrarle a causa del loro stato di salute. In questo contesto, l'igiene e l'isolamento assumono tutta la loro importanza.

I protocolli di igiene comprendono una serie di pratiche. Il lavaggio delle mani è la prima e più fondamentale misura. È stato dimostrato che un lavaggio delle mani efficace e regolare riduce notevolmente il rischio di trasmissione. È quindi fondamentale che ogni membro del personale medico, dai medici agli infermieri, fino agli assistenti, si attenga rigorosamente a questo protocollo.
Altre misure igieniche comprendono la pulizia e la disinfezione regolare delle superfici, in particolare nelle aree ad alto rischio come le sale operatorie o le unità di terapia intensiva. Anche le apparecchiature mediche, dai semplici stetoscopi ai macchinari complessi, devono essere pulite e disinfettate regolarmente.

I protocolli di isolamento vengono messi in atto quando si sa o si sospetta che un paziente sia portatore di un'infezione contagiosa. A seconda del tipo di infezione, possono essere necessari diversi livelli di isolamento:

    Isolamento per contatto: per le malattie trasmesse per contatto diretto, come alcuni ceppi di batteri resistenti. Il personale di assistenza deve indossare guanti e camici quando entra in contatto con i pazienti.

Isolamento respiratorio: per le malattie trasmesse per via aerea, come la tubercolosi. Per entrare nella stanza del paziente è necessario indossare una maschera.

Isolamento protettivo: per i pazienti con un sistema immunitario gravemente indebolito, come ad esempio dopo un trapianto di midollo osseo. Lo scopo è quello di proteggere il paziente dalle infezioni esterne.

Questi protocolli possono talvolta sembrare restrittivi, ed è vero che l'isolamento può essere un'esperienza solitaria e difficile per il paziente. Ma è fondamentale ricordare che queste misure sono messe in atto per proteggere tutti: il paziente, il personale infermieristico e gli altri pazienti.

Il rispetto rigoroso di questi protocolli richiede formazione, consapevolezza e vigilanza continue. Gli infermieri svolgono un ruolo centrale in questo senso, non solo garantendo l'applicazione di queste misure, ma anche educando i pazienti, le loro famiglie e persino i colleghi sulla loro importanza.

In definitiva, i protocolli di isolamento e igiene sono un'espressione della promessa fondamentale della medicina: "Primum non nocere", ovvero "Prima non nuocere". In un mondo medico in costante evoluzione, dove germi e batteri si evolvono e diventano sempre più resistenti, questa promessa è più importante che mai.

Gestione delle emergenze interne: scompenso, shock, ecc.

Nel contesto della medicina interna, gli infermieri sono spesso in prima linea nell'identificare e rispondere alle situazioni di emergenza. Di fronte a una moltitudine di patologie e profili di pazienti, devono essere preparati a gestire crisi improvvise, scompensi o stati di shock. Queste situazioni richiedono un'azione rapida, competenze cliniche e una comunicazione efficace.

1. Riconoscimento precoce :
Prima che si verifichi un'emergenza, l'osservazione è fondamentale. Gli infermieri devono essere in grado di rilevare i sottili segni di deterioramento di un paziente. I cambiamenti dei segni vitali, della coscienza, della respirazione o del colorito possono essere indicatori di un'emergenza imminente. La formazione continua e l'esperienza giocano un ruolo fondamentale nello sviluppo di questa capacità di osservazione.

2. Decompensazione :
Lo scompenso è un'esacerbazione o un peggioramento di una malattia cronica. Per esempio, lo scompenso cardiaco può manifestarsi con un'improvvisa mancanza di respiro, un rapido aumento di peso dovuto alla ritenzione di liquidi o un aumento della stanchezza. L'infermiere deve riconoscere questi segnali, iniziare il trattamento prescritto, come la somministrazione di diuretici, e informare rapidamente il team medico.

3. Stati d'urto :
Lo shock è una situazione di emergenza medica caratterizzata da una perfusione insufficiente degli organi. Può avere origini diverse: emorragico, cardiogeno, settico, ecc. Gli infermieri devono essere in grado di identificare il tipo di shock, fornire un primo soccorso adeguato, come la creazione di una linea di accesso venoso e la somministrazione di soluzioni, e allertare l'équipe medica.

4. Comunicazione :

In qualsiasi situazione di emergenza, una comunicazione chiara e concisa è essenziale. Gli infermieri devono essere in grado di trasmettere rapidamente le informazioni rilevanti ai medici, agli altri infermieri e, se del caso, alla famiglia del paziente. Questa comunicazione deve essere concreta, concentrandosi sui segni vitali, sui sintomi osservati, sugli interventi effettuati e sulla risposta del paziente.

5. Lavoro di squadra :

Un'emergenza medica è un lavoro di squadra. Ogni membro del team, dal medico all'infermiere, all'assistente di cura, ha un ruolo da svolgere. Un coordinamento efficace, il rispetto dei ruoli e la fiducia reciproca sono essenziali per un'assistenza ottimale al paziente.

6. Post-crisi :

Una volta che la situazione si è stabilizzata, il lavoro dell'infermiere non si ferma. Deve monitorare il paziente per individuare eventuali complicazioni, assicurarsi che tutti i trattamenti siano somministrati e che i medici siano informati sui progressi del paziente. Inoltre, potrebbe essere necessario un debriefing per analizzare la situazione, discutere ciò che è andato bene e identificare le aree di miglioramento.

La gestione delle emergenze in medicina interna è una prova di abilità, capacità di giudizio e resilienza per gli infermieri. Ma con la giusta formazione, l'esperienza pratica e il supporto di un team forte, sono ben equipaggiati per affrontare queste sfide e fornire ai loro pazienti un'assistenza di altissima qualità.

Monitoraggio dei pazienti cronici.

Il monitoraggio dei pazienti cronici è un aspetto importante della medicina interna. La gestione di malattie croniche come il diabete, l'ipertensione e le malattie polmonari richiede un approccio completo, incentrato sul paziente, che combina competenze cliniche, educazione terapeutica e supporto a lungo termine. Gli infermieri svolgono un ruolo centrale in questo contesto.

1. Comprendere la malattia :
Prima di poter fornire un supporto efficace a un paziente, gli infermieri devono avere una conoscenza approfondita della malattia in questione. Ciò include la sua fisiopatologia, i sintomi comuni, le potenziali complicazioni e i trattamenti consigliati.

2. Educazione terapeutica :
Uno dei ruoli chiave degli infermieri è quello di educare i pazienti sulla loro malattia e sul loro trattamento. Ciò può includere informazioni sull'assunzione di farmaci, sul riconoscimento dei segni di scompenso o sull'importanza di una dieta e di uno stile di vita adeguati. L'obiettivo è quello di rendere i pazienti autonomi e attivi nella loro cura.

3. Monitoraggio regolare:
Il monitoraggio regolare consente di identificare precocemente qualsiasi deterioramento della salute o complicazione. In questi appuntamenti, l'infermiere valuta l'efficacia del trattamento, l'insorgenza di effetti collaterali e si assicura che il paziente comprenda e aderisca al trattamento prescritto.

4. Coordinamento delle cure:
Spesso, il paziente cronico è seguito da diversi specialisti. Gli infermieri possono svolgere un ruolo centrale nel coordinamento di questa assistenza, garantendo una comunicazione fluida tra i vari professionisti della salute e assicurando la continuità delle cure.

5. Supporto psicologico :
La convivenza con una malattia cronica può essere fonte di ansia, frustrazione o depressione per i pazienti. Gli infermieri sono spesso il primo punto di contatto con il paziente e per questo è essenziale che siano in grado di offrire un supporto psicologico, ascoltando le

preoccupazioni dei pazienti e indirizzandoli a un professionista specializzato, se necessario.

6. Promozione della salute :

Oltre al trattamento farmacologico, l'approccio alla malattia cronica spesso comporta cambiamenti nello stile di vita. Che si tratti di incoraggiare l'attività fisica, di consigli dietetici o di smettere di fumare, gli infermieri svolgono un ruolo attivo nella promozione della salute.

7. Aderenza terapeutica :

Una delle maggiori sfide nella gestione delle malattie croniche è garantire che i pazienti continuino ad aderire al trattamento. Gli infermieri, grazie al loro contatto regolare con i pazienti, sono in prima linea nell'identificare gli ostacoli all'aderenza e nel lavorare con i pazienti per superarli.

Il monitoraggio dei pazienti cronici è un compito a lungo termine, che richiede pazienza, empatia e competenza clinica. Ma offre anche agli infermieri l'opportunità di costruire relazioni durature con i loro pazienti e di sostenerli durante il loro percorso di cura, con la ricompensa finale di migliorare la loro qualità di vita.

Capitolo 7

STRUMENTI E TECNOLOGIA IN MEDICINA INTERNA

L'evoluzione cartelle cliniche elettroniche.

L'evoluzione delle cartelle cliniche elettroniche (EMR) ha trasformato radicalmente il modo in cui l'assistenza sanitaria viene erogata, documentata e gestita. Questi sistemi digitali hanno sostituito le tradizionali cartelle cliniche cartacee, inaugurando un'era di precisione medica, efficienza e interoperabilità.

1. Dalle origini all'era digitale:
Inizialmente, le cartelle cliniche erano semplicemente appunti scritti a mano, spesso sparsi tra diversi fornitori e ospedali. La necessità di centralizzazione e di una migliore organizzazione ha portato all'adozione graduale degli EMR, a partire dagli anni '60 e '70, ma il loro uso si è diffuso all'inizio del XXI secolo.

2. Vantaggi degli EMR:
Gli EMR hanno portato una serie di vantaggi tangibili. Hanno migliorato l'efficienza riducendo la necessità di inserire ripetutamente informazioni identiche, hanno promosso un migliore coordinamento dell'assistenza tra diversi fornitori e hanno ridotto al minimo gli errori medici grazie alla leggibilità e alla disponibilità delle informazioni.

3. Integrazione e interoperabilità :
Con l'avanzare della tecnologia, gli EMR si sono evoluti per integrarsi con altri sistemi, come i database farmaceutici, i laboratori o i sistemi di imaging medico. Questa interoperabilità ha reso più facile la comunicazione e la condivisione dei dati tra diverse istituzioni e specialità mediche.

4. Caratteristiche avanzate :
Nel tempo, gli EMR hanno incorporato funzionalità sempre più avanzate, come il rilevamento delle interazioni

farmacologiche, i promemoria per la prevenzione o il monitoraggio del paziente e gli strumenti di analisi per migliorare la qualità dell'assistenza.

5. Sfide e preoccupazioni:
Nonostante i numerosi vantaggi, gli EMR non sono privi di sfide. Sono state sollevate preoccupazioni sulla privacy e sulla sicurezza dei dati, difficoltà di interoperabilità tra sistemi diversi e la necessità di una formazione continua per il personale sanitario.

6. Il futuro del DME :
Con l'ascesa dell'intelligenza artificiale e della telemedicina, gli EMR sono destinati a diventare ancora più sofisticati. Potrebbero incorporare strumenti di analisi predittiva, consentire il monitoraggio in tempo reale dei pazienti o adattarsi alle consultazioni virtuali.

7. L'impatto sul ruolo degli assistenti:
Il passaggio alla tecnologia digitale ha richiesto agli operatori sanitari di adattarsi. Mentre alcuni hanno parlato di una sensazione di distanza dal paziente a causa dell'interfaccia digitale, altri hanno sottolineato le opportunità offerte da questi strumenti per migliorare la qualità dell'assistenza.

Lo sviluppo delle cartelle cliniche elettroniche ha ridefinito la pratica medica moderna. Sebbene presentino alcune sfide, il loro potenziale per migliorare l'assistenza, il coordinamento e la prevenzione è innegabile. Con il progredire della tecnologia, è probabile che le EMR continuino ad evolversi e ad adattarsi alle mutevoli esigenze del settore medico.

Utilizzo di apparecchiature mediche specifiche: monitor, pompe, ecc.

L'uso di dispositivi medici specifici è un aspetto fondamentale della medicina moderna. Queste apparecchiature, che vanno dai monitor alle pompe, svolgono un ruolo cruciale nel monitoraggio, nella diagnosi e nel trattamento dei pazienti. Nel contesto della medicina interna, la padronanza di queste apparecchiature è essenziale per gli infermieri.

1. Monitor medici :

   Monitor dei segni vitali: monitorano parametri essenziali come la pressione sanguigna, il polso, la saturazione di ossigeno e la temperatura, in modo continuo o a intervalli regolari. Questi monitor consentono di rilevare rapidamente variazioni e anomalie.

   Elettrocardiogrammi (ECG): registrano l'attività elettrica del cuore, essenziale per rilevare aritmie o altre anomalie cardiache.

   Monitor capnografici: misurano il livello di anidride carbonica espirata, particolarmente utile durante la sedazione o l'anestesia.

2. Pompe e infusioni :

   Pompe per infusione: sono utilizzate per la somministrazione controllata e precisa di farmaci o soluzioni. Il controllo del loro funzionamento è essenziale per evitare un dosaggio eccessivo o insufficiente.

   Pompe per la nutrizione enterale: forniscono cibo direttamente nello stomaco o nell'intestino ai pazienti che non possono mangiare per via orale.

   Pompe per insulina: per i pazienti diabetici, queste pompe erogano una quantità precisa di insulina, adattata alle esigenze del paziente.

3. Equipaggiamento per la respirazione :

Ossigenoterapia: i dispositivi come la cannula nasale o le maschere di ossigeno vengono utilizzati per somministrare ossigeno ai pazienti che ne hanno bisogno.

Ventilatori: per i pazienti incapaci di respirare da soli o che necessitano di un supporto respiratorio.

4. Apparecchiature diagnostiche :

Spirometri: misurano la capacità polmonare e sono essenziali per diagnosticare condizioni come l'asma o la BPCO.

Tensiometri: vengono utilizzati per misurare la pressione sanguigna, un indicatore cruciale della salute cardiovascolare.

5. Altre attrezzature comunemente utilizzate:

Defibrillatori: essenziali in caso di arresto cardiaco, erogano una scossa elettrica per cercare di ripristinare un ritmo cardiaco normale.

Aspiratori medici: vengono utilizzati per rimuovere le secrezioni o altri fluidi dalle vie respiratorie.

Pulsometri: misurano la frequenza cardiaca e la saturazione di ossigeno.

È fondamentale che gli infermieri di medicina interna padroneggino queste apparecchiature. Ogni apparecchiatura richiede una formazione specifica, sia per l'uso che per la manutenzione. Gli infermieri devono anche essere in grado di interpretare i dati forniti da questi dispositivi, agire rapidamente in caso di anomalia e comunicare efficacemente con l'équipe medica.

Nell'era tecnologica di oggi, le apparecchiature mediche continuano ad evolversi, diventando più precise e più funzionali. Gli infermieri devono quindi aggiornarsi regolarmente sulle innovazioni, per garantire un'assistenza ottimale e sicura ai pazienti.

La telemedicina e il suo ruolo crescente.

La telemedicina è una forma di medicina che utilizza le tecnologie dell'informazione e della comunicazione per fornire assistenza medica a distanza. Negli ultimi anni, la telemedicina è cresciuta in modo esponenziale, grazie ai progressi tecnologici e alle mutate esigenze della società. Oggi è una parte fondamentale del panorama medico moderno.

1. Origini della telemedicina :
Le prime forme di telemedicina sono apparse con l'invenzione del telefono. I medici potevano offrire consultazioni a distanza. Con l'avvento di Internet e delle tecnologie di videoconferenza, le possibilità si sono ampliate notevolmente.

2. Vantaggi della telemedicina :

Accesso alle cure: consente ai pazienti lontani o con mobilità ridotta di accedere a cure specialistiche senza dover viaggiare.

Costi più bassi: meno viaggi, meno ricoveri in ospedale e tempi di risposta più rapidi possono portare a risparmi significativi.

Continuità dell'assistenza: il telemonitoraggio consente di monitorare continuamente i pazienti cronici e di adattare i trattamenti in tempo reale.

3. Procedure di telemedicina :

Teleconsulto: il paziente e il medico interagiscono in tempo reale tramite videoconferenza.

Telemonitoraggio: monitoraggio a distanza dei segni vitali e di altri parametri medici di un paziente.

Tele-perizia: un medico chiede il parere di un collega specialista su un caso particolare.

4. Il ruolo degli infermieri:
Gli infermieri svolgono un ruolo centrale nell'implementazione della telemedicina, in particolare nel monitoraggio a distanza. Addestrano i pazienti all'uso delle

apparecchiature, interpretano i dati raccolti e avvertono i medici di eventuali problemi.

5. Sfide e considerazioni etiche:

Riservatezza: garantire la sicurezza e la riservatezza dei dati è fondamentale.

Formazione: il personale medico deve essere formato all'uso degli strumenti di telemedicina.

Rapporto medico-paziente: mantenere un rapporto di fiducia nonostante la distanza fisica.

6. Prospettive future:

Con lo sviluppo dell'intelligenza artificiale e dell'Internet delle cose, la telemedicina è destinata a diversificarsi e a intensificarsi. Strumenti come gli orologi connessi potrebbero consentire ai pazienti di essere monitorati ancora più da vicino.

La telemedicina sta ridefinendo il modo in cui viene fornita l'assistenza medica. Offre nuove opportunità, ma anche nuove sfide. In questo contesto in rapida evoluzione, il ruolo degli infermieri come intermediari tra la tecnologia e i pazienti è più cruciale che mai.

Capitolo 8

PREVENZIONE
E
SALUTE PUBBLICA

L'importanza della vaccinazione.

La vaccinazione è uno dei progressi medici più importanti ed efficaci della storia moderna. Ha evitato innumerevoli decessi e ha ridotto la prevalenza di molte malattie infettive che in passato avevano provocato il caos. Esplorare l'importanza della vaccinazione richiede una comprensione approfondita dei suoi benefici, sia per l'individuo che per la società.

1. Il meccanismo della vaccinazione :

La vaccinazione prevede l'introduzione nell'organismo di un agente infettivo indebolito e inattivato, o di una sua parte, al fine di stimolare una risposta immunitaria. Il sistema immunitario riconosce questo agente come una minaccia, sviluppa gli anticorpi per combatterlo e poi ricorda queste informazioni. Se in seguito la persona viene esposta alla malattia vera e propria, il suo sistema immunitario è pronto a combatterla rapidamente.

2. Protezione personale :

Prevenzione delle malattie : I vaccini proteggono da molte malattie potenzialmente gravi e persino mortali.

Gravità ridotta: anche se una persona vaccinata contrae la malattia, la gravità dell'infezione è generalmente ridotta.

Protezione a vita: alcuni vaccini, somministrati durante l'infanzia, possono offrire una protezione che dura tutta la vita.

3. Immunità collettiva :

Quando una percentuale sufficientemente alta della popolazione viene vaccinata, diventa difficile per una malattia diffondersi. Questo protegge anche coloro che non possono essere vaccinati, come le persone con determinate controindicazioni mediche. Questa protezione generale è nota come immunità di gregge.

4. Sradicamento delle malattie:
La vaccinazione ha reso possibile l'eradicazione completa di alcune malattie. Il caso più notevole è quello del vaiolo, che è stato dichiarato eradicato nel 1980 grazie a una campagna di vaccinazione mondiale.

5. Ridurre i costi dell'assistenza sanitaria:
Prevenire una malattia attraverso la vaccinazione è molto meno costoso che curarla. La vaccinazione consente di risparmiare somme enormi in termini di costi medici e di costi associati alla perdita di produttività.

6. Sicurezza del vaccino :
Sebbene i vaccini siano sottoposti a rigorosi test clinici prima dell'approvazione, la loro sicurezza continua ad essere monitorata una volta immessi sul mercato. Gli effetti collaterali gravi sono estremamente rari.

7. Controversie e miti:
Purtroppo, nonostante i loro comprovati benefici, i vaccini sono oggetto di molte idee sbagliate e di diffidenza. Prove scientifiche solide sono fondamentali per affrontare le preoccupazioni del pubblico e garantire un'elevata copertura vaccinale.

La vaccinazione è un potente strumento medico che ha trasformato la salute pubblica. Salva vite, protegge le popolazioni e riduce il peso delle malattie infettive. Nell'attuale contesto di globalizzazione e di viaggi frequenti, la vaccinazione rimane una delle migliori difese contro le potenziali epidemie.

Prevenzione delle malattie non trasmissibile.

Le malattie non trasmissibili (MNT) comprendono un'ampia gamma di condizioni che non sono causate da infezioni dirette. Comprendono le malattie cardiache, l'ictus, il diabete, il cancro e le malattie respiratorie croniche, tra le altre. Dato che le MNT sono responsabili della stragrande maggioranza dei decessi in tutto il mondo, la loro prevenzione è un'importante questione di salute pubblica. La chiave sta nella consapevolezza, nell'educazione e nell'adozione di stili di vita sani.

1. Comprendere le cause sottostanti:
Le MNT hanno spesso origini multifattoriali, ma alcune cause comuni includono le cattive abitudini alimentari, la mancanza di attività fisica, il fumo, il consumo eccessivo di alcol e l'esposizione a fattori ambientali nocivi.

2. L'importanza di una dieta equilibrata:
Mangiare in modo sano è essenziale per prevenire le MNT. Ciò include il consumo di frutta e verdura, la limitazione dei grassi saturi e trans, la riduzione dell'assunzione di sale e zucchero e la preferenza per alimenti non trasformati.

3. Promuovere l'attività fisica:
L'attività regolare riduce il rischio di diverse MNT, tra cui le malattie cardiache, il diabete di tipo 2 e alcuni tipi di cancro. Si raccomandano almeno 150 minuti di attività fisica moderata alla settimana.

4. Cessazione del fumo:
Il fumo è il principale fattore di rischio prevenibile per le MNT. I programmi di cessazione del fumo e le campagne di sensibilizzazione possono contribuire a ridurre la prevalenza del fumo.

5. Consumo moderato di alcol:
Un consumo eccessivo di alcol può aumentare il rischio di malattie cardiache, cirrosi epatica e alcuni tipi di cancro. È quindi essenziale promuovere un consumo responsabile.

6. Prevenzione dell'esposizione nociva:
Ciò può includere la riduzione dell'esposizione a inquinanti atmosferici, sostanze chimiche pericolose o radiazioni nocive.

7. Screening e diagnosi precoce:
Controlli medici e screening regolari possono aiutare a

rilevare i primi segnali delle MNT, consentendo un intervento precoce e una migliore gestione della malattia.

8. Educazione e consapevolezza:
È fondamentale educare il pubblico sui rischi associati alle MNT e promuovere scelte di vita sane. Le campagne di sensibilizzazione, i programmi educativi e l'accesso a informazioni affidabili svolgono un ruolo cruciale.

9. Il ruolo delle politiche pubbliche:
Politiche ben progettate possono favorire un ambiente che supporta la prevenzione delle MNT. Ciò può includere regolamenti sulla pubblicità del tabacco, tasse sulle bevande zuccherate o infrastrutture migliori per incoraggiare l'attività fisica.

10. Sostegno della comunità:
Le comunità possono svolgere un ruolo fondamentale nella creazione di ambienti che supportino scelte salutari, come spazi verdi per l'esercizio fisico, mercati agricoli locali o programmi per smettere di fumare.

La prevenzione delle MNT richiede un approccio olistico, che combini gli sforzi individuali, comunitari e politici. Una maggiore consapevolezza e l'adozione di comportamenti sani possono ridurre in modo significativo il peso di queste malattie sugli individui e sulla società.

Educazione alla salute.

L'educazione alla salute è un processo che mira a consentire alle persone di acquisire le conoscenze, le competenze e le attitudini necessarie per prendere decisioni informate sulla propria salute. Ciò include la comprensione di come le scelte di vita, i comportamenti e l'ambiente influiscono sulla salute, nonché la capacità di agire in modo proattivo per migliorare e mantenere uno stato di benessere ottimale. L'educazione alla salute svolge un ruolo essenziale nella promozione di una vita sana e nella prevenzione delle malattie.

1. Fondamenti dell'educazione alla salute :

  Obiettivi: L'educazione sanitaria mira a migliorare le conoscenze, a cambiare gli atteggiamenti e a influenzare positivamente i comportamenti legati alla salute.

  Principi: Basato sulle prove, deve essere adattato all'età, alla cultura e al livello di istruzione degli individui.

2. Argomenti trattati :

  - Nutrizione e alimentazione sana
  - Attività fisica
  - Igiene personale
  - Salute mentale e benessere emotivo
  - Prevenzione delle dipendenze (tabacco, alcol, droghe)
  - Salute riproduttiva e sessualità
  - Sicurezza e prevenzione degli infortuni

3. Metodologie :

  Approccio partecipativo: coinvolgere attivamente i partecipanti nel processo di apprendimento.

  Dimostrazioni pratiche: mostrare tecniche o abilità specifiche.

  Discussioni di gruppo: condivisione di esperienze e idee.

  Casi di studio: Analizzare situazioni di vita reale per imparare da esse.

  Multimedia: utilizzi video, applicazioni o giochi educativi per rendere l'apprendimento più coinvolgente.

4. L'importanza della valutazione:

La valutazione regolare dell'efficacia dei programmi di educazione sanitaria è essenziale per garantire che soddisfino le esigenze dei partecipanti e raggiungano i loro obiettivi.

5. Le sfide dell'educazione alla salute :
    Combattere la disinformazione e i miti sulla salute.
    Adattare i programmi a un'ampia gamma di pubblico.
    Assicurare che le informazioni siano accessibili a tutti.
6. L'educazione alla salute in diversi contesti:
    Scuole: incorporare l'educazione alla salute nei programmi scolastici.
    Comunità: organizzare workshop e seminari per sensibilizzare la popolazione locale.
    Ospedali e cliniche: fornire informazioni ai pazienti sulla gestione della loro salute e delle loro malattie.
    Luoghi di lavoro: promuovere la salute e il benessere dei dipendenti.
7. L'evoluzione dell'educazione alla salute :
Con l'avvento di Internet e dei social media, l'accesso alle informazioni sulla salute è maggiore che mai. Tuttavia, questo presenta anche il rischio di disinformazione. Gli educatori sanitari devono quindi essere all'avanguardia della tecnologia, pur mantenendo un approccio critico e basato sulle evidenze.
8. L'importanza della collaborazione:
L'educazione sanitaria è più efficace quando viene svolta in collaborazione con altri attori, come i professionisti della salute, gli educatori, i decisori politici e le comunità.

L'educazione alla salute è uno strumento potente per dare alle persone il potere di assumere il controllo della propria salute e del proprio benessere. Richiede un approccio multidimensionale, adattato alle esigenze di ciascun individuo, e deve essere costantemente aggiornata per rimanere rilevante nel nostro mondo in rapida evoluzione.

Capitolo 9

PATOLOGIE COMUNI IN MEDICINA INTERNA

Malattie autoimmuni.

Le malattie autoimmuni sono condizioni complesse in cui il sistema immunitario, che normalmente è progettato per proteggere l'organismo dalle infezioni e da altre minacce esterne, si rivolta contro se stesso, attaccando i tessuti e gli organi sani. Questo abuso del sistema immunitario può avere conseguenze devastanti, colpendo praticamente qualsiasi organo o sistema del corpo.

1. Comprendere l'autoimmunità :

   Come funziona il sistema immunitario: in circostanze normali, il sistema immunitario riconosce ed elimina gli agenti patogeni, mentre tollera i componenti dell'io. Nelle malattie autoimmuni, questa distinzione è confusa.

   Antigeni vs. auto-antigeni: mentre gli antigeni estranei normalmente scatenano la risposta immunitaria, anche gli auto-antigeni, che fanno parte dell'io, possono diventare il bersaglio.

2. Tipi comuni di malattie autoimmuni:

   Artrite reumatoide: colpisce le articolazioni.

   Lupus eritematoso sistemico: può colpire molti organi.

   Sclerosi multipla: attacca il sistema nervoso centrale.

   Diabete di tipo 1: la distruzione delle cellule beta nel pancreas porta a una mancanza di insulina.

   Celiachia: reazione alla gliadina, un componente del glutine.

   Tiroidite di Hashimoto: colpisce la ghiandola tiroidea.

   Sindrome di Sjögren: colpisce le ghiandole esocrine, in particolare quelle che producono lacrime e saliva.

3. Cause e fattori di rischio :

   Genetica: una storia familiare può aumentare il rischio.

Ambiente: Le infezioni virali, alcuni farmaci e altri fattori ambientali possono scatenare le malattie autoimmuni nei soggetti predisposti.

Ormoni: le donne sono più spesso colpite, il che suggerisce un ruolo degli ormoni sessuali.

4. Sintomi e diagnosi :

I sintomi variano molto a seconda della malattia e degli organi colpiti. Tuttavia, affaticamento, dolore articolare e infiammazione sono comuni.

La diagnosi si basa sui sintomi clinici, sugli esami del sangue (per gli autoanticorpi) e talvolta sulle biopsie dei tessuti.

5. Trattamento e gestione :

Immunosoppressori: farmaci che riducono l'attività del sistema immunitario.

Trattamenti sintomatici: come gli antinfiammatori per ridurre il dolore.

Terapie mirate: farmaci che mirano a percorsi specifici del sistema immunitario.

Educazione terapeutica: i pazienti imparano a gestire la loro malattia e a riconoscere i segni di una ricaduta.

6. La ricerca e il futuro :

Vengono regolarmente compiuti progressi nella comprensione di queste malattie, che portano a nuovi trattamenti e ad approcci terapeutici più personalizzati.

Le malattie autoimmuni rappresentano una sfida sia per gli operatori sanitari che per i pazienti. La ricerca e la gestione multidisciplinare sono essenziali per migliorare la qualità di vita delle persone colpite e per fare progressi verso soluzioni curative.

Disturbi metabolici.

I disturbi metabolici comprendono un'ampia gamma di patologie che derivano da anomalie nel metabolismo, ossia i processi attraverso i quali il nostro corpo produce, utilizza o immagazzina energia. Queste malattie possono essere ereditarie, derivanti da un difetto genetico, o acquisite, come risultato di fattori ambientali, dieta o altre malattie.

1. Introduzione ai metabolismi :

   Definizione di metabolismo: tutte le reazioni chimiche che avvengono all'interno di una cellula o di un organismo per produrre energia e costruire o scomporre molecole.

   Catabolismo vs. Anabolismo: il catabolismo scompone le molecole grandi per produrre energia, mentre l'anabolismo utilizza questa energia per costruire molecole complesse.

2. Disturbi metabolici comuni:

   Diabete: un'anomalia nella regolazione degli zuccheri nel sangue, dovuta principalmente alla carenza o alla resistenza all'insulina.

   Ipercolesterolemia: concentrazione eccessiva di colesterolo nel sangue, spesso legata alla dieta o a fattori genetici.

   Gotta: accumulo di acido urico nel sangue, che può cristallizzarsi nelle articolazioni.

   Malattie metaboliche ereditarie: per esempio, la fenilchetonuria, un'incapacità di metabolizzare l'aminoacido fenilalanina.

3. Cause dei disturbi metabolici:

   Fattori genetici: le mutazioni genetiche possono influenzare gli enzimi chiave, interrompendo i percorsi metabolici.

   Fattori ambientali: dieta, mancanza di esercizio fisico, esposizione a determinate sostanze tossiche.

   Interazioni farmacologiche: alcuni farmaci possono interferire con il metabolismo.

4. Sintomi e diagnosi :

   I sintomi variano notevolmente a seconda del disturbo specifico e possono includere affaticamento, dolore, aumento o perdita di peso, anomalie della pelle e altro ancora.

Gli esami del sangue, delle urine e, talvolta, quelli genetici sono comunemente utilizzati per diagnosticare i disturbi metabolici.

5. Trattamento e gestione :

Interventi dietetici: alcuni disturbi richiedono una dieta rigorosa per evitare determinati nutrienti.

Farmaci: per regolare il metabolismo, come gli ipoglicemizzanti orali o l'insulina per il diabete.

Terapie enzimatiche: in alcuni casi, è possibile fornire l'enzima carente.

6. Prevenzione ed educazione :

Una dieta equilibrata, l'esercizio fisico regolare e la limitazione dell'esposizione alle tossine possono aiutare a prevenire molti disturbi metabolici.

I pazienti con disturbi metabolici ereditari spesso beneficiano dell'educazione terapeutica per gestire la loro condizione.

7. Ricerca e prospettive future:

Sono stati fatti progressi significativi nella comprensione delle basi molecolari e genetiche dei disturbi metabolici. Le terapie geniche, le biotecnologie e una migliore comprensione delle vie metaboliche stanno aprendo strade interessanti per trattamenti più mirati ed efficaci.

I disturbi metabolici sono un campo della medicina vasto e diversificato, che richiede un trattamento specifico. Con lo sviluppo della ricerca e della tecnologia, si spera che molti disturbi metabolici possano essere trattati meglio, o addirittura curati, in futuro.

Malattie infettive e tropicali.

Le malattie infettive e tropicali rappresentano un vasto gruppo di patologie causate da agenti infettivi come batteri, virus, parassiti e funghi. Molte malattie tropicali sono specifiche di alcune regioni del mondo, generalmente calde e umide. Queste malattie sono spesso associate a condizioni socio-economiche sfavorevoli, a problemi di igiene e all'assenza di sistemi sanitari solidi.

1. Introduzione alle malattie infettive :

Trasmissione: Le modalità di trasmissione variano: via aerea, goccioline, acqua, cibo, insetti, contatto sessuale, sangue.

I principali agenti infettivi: batteri, virus, parassiti, funghi.

2. Le principali malattie tropicali:

Malaria: trasmessa dalla puntura di zanzare infette, caratterizzata da episodi di febbre e brividi.

Dengue: un'altra malattia trasmessa dalle zanzare, che causa febbre alta e dolori muscolari e articolari.

Febbre gialla: una malattia virale potenzialmente mortale, anch'essa trasmessa dalle zanzare.

Malattia del sonno: causata da parassiti trasmessi dalla mosca tse-tse.

3. Epidemie recenti :

Ebola: un virus altamente contagioso e spesso fatale.

Zika: questo virus è generalmente benigno negli adulti, ma può causare difetti alla nascita nel feto se una donna incinta viene infettata.

4. Diagnosi e sintomi :

I sintomi variano molto da una malattia all'altra. Possono includere febbre, eruzioni cutanee, dolori muscolari e articolari.

La diagnosi si basa generalmente su esami del sangue, campioni o colture.

5. Elaborazione :

Farmaci antiparassitari: per malattie come la malaria.

Antibiotici: per trattare le infezioni batteriche.

Vaccinazioni: alcune, come quella contro la febbre gialla, sono essenziali per viaggiare in determinate regioni.

6. Prevenzione :

Protezione contro le zanzare (zanzariere, repellenti, abbigliamento adeguato).

Vaccinazioni per alcune malattie.

Accesso all'acqua potabile e a buone strutture igienico-sanitarie.

7. Sfide attuali :

Resistenza ai farmaci: Ad esempio, alcuni ceppi di malaria sono oggi resistenti ai trattamenti standard.

Rapida urbanizzazione: aumenta il rischio di diffusione delle malattie.

Cambiamento climatico: questo può ampliare gli habitat dei vettori, come le zanzare.

8. Ricerca e prospettive future:

Si cercano costantemente nuovi farmaci e vaccini per combattere queste malattie. Anche la telemedicina e l'uso della tecnologia per monitorare e prevedere le epidemie sono in aumento.

Le malattie infettive e tropicali continuano a rappresentare una sfida importante per la salute globale, in particolare nelle regioni a risorse limitate. Una combinazione di ricerca, educazione, prevenzione e miglioramento delle infrastrutture è essenziale per ridurre l'impatto di queste malattie.

Capitolo 10

APPROCCI OLISTICI E COMPLEMENTARE

Terapie alternative in medicina interna.

Le terapie alternative, note anche come medicina complementare e alternativa (CAM), si riferiscono a un'ampia gamma di pratiche e trattamenti che non fanno parte della medicina convenzionale, ma sono utilizzati come complemento o alternativa ad essa. In medicina interna, questi approcci possono essere utilizzati per trattare o alleviare una serie di sintomi o condizioni.

1. Introduzione alle terapie alternative :
   - **Definizione e differenziazione:** come si differenziano queste terapie dalla medicina convenzionale?
   - **Benefici e rischi:** perché alcuni pazienti e medici si rivolgono a questi metodi?
2. Fitoterapia :
   - **Uso di piante medicinali:** ad esempio, l'erba di San Giovanni per la depressione lieve o il ginkgo biloba per migliorare la memoria.
   - **Forme disponibili:** tinture, polveri, capsule, infusi.
3. Agopuntura :
   - **Principi fondamentali:** equilibrare il qi o l'energia vitale attraverso punti specifici del corpo.
   - **Applicazioni:** trattamento del dolore, del mal di testa, della pressione alta.
4. Omeopatia :
   - **Teoria del "simile cura il simile":** utilizzare sostanze che causano sintomi in un individuo sano per trattare gli stessi sintomi in un paziente.
   - **Diluizione e potenziamento: i** rimedi sono spesso estremamente diluiti.
5. Chiropratica :
   - **Focus sulla colonna vertebrale:** aggiustamenti manuali per trattare i problemi muscolo-scheletrici.
   - **Applicazioni :** Mal di schiena, mal di testa, dolori articolari.

6. Tecniche di meditazione e di rilassamento:
   Meditazione mindfulness, yoga, tai chi: per ridurre lo stress e migliorare il benessere generale.
   Applicazioni: ipertensione, disturbi dell'umore, disturbi del sonno.
7. Approcci nutrizionali :
   Diete specifiche: ad esempio, la dieta mediterranea per la salute del cuore o le diete antinfiammatorie.
   Integratori : Vitamine, minerali, acidi grassi essenziali.
8. Integrazione di terapie alternative:
   Approccio olistico: prendere in considerazione l'intero paziente: fisico, emotivo e sociale.
   Comunicazione con i medici: discutere i benefici e i rischi di queste terapie, assicurandosi che non interferiscano con i trattamenti convenzionali.
9. Ricerca e prove:
   Livello di evidenza: mentre alcune terapie sono state ampiamente studiate, altre mancano di prove solide.
   Critiche e controversie: scetticismo sull'efficacia e la sicurezza di alcune terapie.

Sebbene le terapie alternative offrano ulteriori opzioni per la gestione del paziente, è essenziale che questi metodi siano utilizzati con giudizio, come complemento alle cure mediche convenzionali e dopo aver consultato un professionista sanitario.

L'importanza della nutrizione.

La nutrizione, come scienza dell'alimentazione e del suo impatto sulla salute, svolge un ruolo centrale nel mantenimento del nostro benessere, nella prevenzione di molte malattie e nell'aiuto alla guarigione. Nel campo della medicina interna, la comprensione della nutrizione è fondamentale, in quanto influenza direttamente il decorso di molte condizioni patologiche.

L'essenza della nutrizione:
La nutrizione non è solo l'atto di mangiare, ma piuttosto fornire al nostro corpo gli elementi essenziali (nutrienti) di cui ha bisogno per funzionare correttamente. Ciò include proteine, carboidrati, grassi, vitamine, minerali e acqua.
1. Nutrizione e prevenzione :

Malattie cardiovascolari: una dieta equilibrata ricca di frutta, verdura e acidi grassi omega-3 può ridurre il rischio di malattie cardiache.

Diabete: mantenere un'alimentazione equilibrata aiuta a regolare i livelli di zucchero nel sangue e a prevenire il diabete di tipo 2.

Osteoporosi: una dieta ricca di calcio e vitamina D è essenziale per la salute delle ossa.

2. Nutrizione e sistema immunitario :
L'alimentazione gioca un ruolo chiave nel rafforzamento del sistema immunitario. I micronutrienti come le vitamine C ed E, lo zinco e gli antiossidanti sono essenziali per un'immunità ottimale.
3. Peso e metabolismo :

Obesità: una dieta squilibrata, ricca di zuccheri e grassi saturi, è una delle principali cause di obesità.

Disturbi metabolici: gli squilibri nutrizionali possono portare a condizioni come l'ipotiroidismo.

4. La nutrizione nel processo di guarigione:
I pazienti in via di guarigione hanno esigenze nutrizionali specifiche per sostenere la riparazione dei tessuti, combattere le infezioni e recuperare l'energia.

5. Malnutrizione e carenze:
In alcune condizioni mediche, l'organismo non riesce ad assorbire correttamente i nutrienti, causando carenze che possono peggiorare la malattia.

6. Disturbi alimentari:
La medicina interna tratta anche i disturbi alimentari come l'anoressia o la bulimia, dove la nutrizione è al centro del problema e della soluzione.

7. Aspetti psicologici della nutrizione:
Mangiare non è solo una questione fisica. Le scelte alimentari possono essere influenzate dall'umore, dallo stress e da altri fattori psicologici.

8. Interazioni farmacologiche :
Alcuni farmaci possono interagire con il cibo, influenzando il loro assorbimento o la loro efficacia. La comprensione di queste interazioni è fondamentale in medicina interna.

9. Nutrizione personalizzata:
Con i progressi della genetica, la medicina si sta orientando verso un approccio più personalizzato, che comprende un'alimentazione basata sul profilo genetico dell'individuo.

L'importanza della nutrizione nella medicina interna è innegabile. Influenza la prevenzione, lo sviluppo, il trattamento e la cura di molte malattie. Una conoscenza approfondita della nutrizione è quindi essenziale per tutti gli operatori sanitari.

Gestione del dolore.

La gestione del dolore è una delle principali preoccupazioni della medicina interna, dato il notevole impatto del dolore sulla qualità di vita del paziente. Affrontare il dolore richiede un approccio completo, poiché può essere multifattoriale, combinando elementi fisiologici, psicologici e sociali.

1. Comprendere il dolore :
    Definizione e tipologie : Distinguere tra dolore acuto e cronico, dolore nocicettivo e neuropatico.
    Meccanismi del dolore: come il corpo percepisce, trasmette e reagisce al dolore.
2. Valutazione del dolore :
    Scale di valutazione: strumenti come la scala analogica visiva (VAS) per quantificare il dolore.

Storia: raccogliere informazioni sulla durata, il luogo, il tipo e i fattori scatenanti o attenuanti.

3. Approcci farmacologici :

Analgesici: paracetamolo, farmaci antinfiammatori non steroidei (FANS), oppioidi.

Farmaci coadiuvanti: Antidepressivi, anticonvulsivanti, miorilassanti, per alcuni dolori specifici.

Considerazioni: soppesare i benefici rispetto ai rischi, soprattutto con farmaci come gli oppioidi.

4. Terapie non farmacologiche :

Fisioterapia: esercizio, ultrasuoni, terapia manuale.

Terapie cognitivo-comportamentali: aiutare i pazienti a cambiare la loro percezione del dolore.

Tecniche di rilassamento: meditazione, respirazione profonda, biofeedback.

Procedure interventistiche: blocchi nervosi, iniezioni, neurostimolazione.

5. Dolore cronico :

Complessità: riconoscere l'impatto psicologico, emotivo e fisico.

Approcci multidisciplinari: combinazione di trattamenti medici, fisici e psicologici.

6. Gestione del dolore in popolazioni specifiche :

Pazienti anziani: Considerazioni relative al metabolismo dei farmaci e alla politerapia.

Pazienti con malattie croniche: per esempio, il dolore associato all'artrite o al cancro.

Bambini: Valutazione e trattamento adeguati all'età.

7. Sfide della gestione del dolore :

Resistenza al trattamento: trovare soluzioni quando il dolore non risponde ai trattamenti abituali.

Dipendenza e overdose: in particolare con l'uso di oppioidi.

Considerazioni culturali: rispettare e capire come le diverse culture percepiscono ed esprimono il dolore.

8. Il futuro della gestione del dolore:
Ricerca: nuovi farmaci, tecniche e approcci in fase di sviluppo.
Telemedicina: gestione a distanza, applicazioni e strumenti digitali.

La gestione del dolore è un'area complessa e in continua evoluzione della medicina interna. Una gestione efficace richiede una combinazione di approcci personalizzati per ogni paziente, tenendo conto della natura e della gravità del dolore, oltre che delle sue esigenze e preferenze individuali.

Capitolo 11

L'AMBIENTE DI LAVORO

Sicurezza e prevenzione degli infortuni.

La sicurezza e la prevenzione degli infortuni sono fondamentali nel contesto medico, e in particolare nella medicina interna. Garantire un ambiente sicuro non solo salvaguarda la salute e il benessere dei pazienti, ma protegge anche il personale medico da potenziali rischi.

1. Comprendere i rischi:
   Natura dei rischi: fisici, chimici, biologici, radiologici.
   Fonti di rischio: apparecchiature mediche, dispositivi elettrici, agenti infettivi, farmaci, pazienti stessi.
2. Misure preventive :
   Formazione del personale: corsi regolari sulla sicurezza, sui gesti e le posture e sulla manipolazione dei dispositivi medici.
   Protocolli rigorosi: Procedure stabilite per ogni operazione, dal semplice prelievo alla chirurgia complessa.
3. Sicurezza fisica dei pazienti:
   Prevenzione delle cadute: Disposizione dei mobili, pavimenti antiscivolo, ausili per la mobilità.
   Sicurezza del letto: uso di barriere, supervisione regolare, allarmi.
4. Manipolazione sicura dei farmaci:
   Conservazione: armadietti sicuri, accesso limitato.
   Somministrazione: doppio controllo, utilizzo di apparecchiature automatizzate per evitare sovradosaggi.
5. Attrezzature mediche e sicurezza :
   Manutenzione: controlli regolari, aggiornamenti e sostituzione se necessario.
   Uso: formazione specifica per ogni apparecchiatura, rispetto delle istruzioni.
6. Prevenzione delle infezioni :
   Igiene rigorosa: lavarsi le mani, indossare guanti, maschere e occhiali.

Isolamento: pazienti contagiosi in camere singole, protocolli specifici per le malattie altamente infettive.

7. Gestione dei rifiuti medici:

Smistamento: per tipo di rifiuti (taglienti, infettivi, chimici).

Smaltimento: incenerimento, trattamento specifico per alcuni tipi di rifiuti.

8. Prevenire gli errori medici:

Comunicazione: incoraggiare il dialogo tra i professionisti, assicurandosi che le informazioni vengano trasmesse.

Cartelle cliniche: aggiornate regolarmente, di facile accesso per il personale infermieristico.

9. Pianificazione di emergenza:

Scenari: identificare potenziali situazioni di emergenza (incendi, evacuazioni, attacchi).

Risposte: protocolli d'azione, formazione dei team, esercitazioni regolari.

10. Cultura della sicurezza :

Feedback: analizzare gli incidenti, anche quelli minori, per imparare da essi.

Promozione attiva: incoraggiare un atteggiamento proattivo nei confronti della sicurezza, in cui ogni membro del personale si senta responsabile.

In medicina interna, come in tutti i settori medici, la sicurezza e la prevenzione degli infortuni sono centrali. Implementando protocolli rigorosi, formando regolarmente il personale e instillando una cultura in cui si dà valore alla sicurezza, i rischi possono essere notevolmente ridotti, a beneficio di tutti.

La disposizione dei servizi medicina interna.

La disposizione dei reparti di medicina interna è essenziale per garantire un'assistenza ottimale al paziente e un flusso di lavoro fluido per il team medico. Oltre a soddisfare le complesse esigenze mediche dei pazienti, questi layout devono incoraggiare la collaborazione tra gli operatori sanitari, garantendo al contempo la sicurezza e il benessere dei pazienti e del personale.

1. Area di accoglienza e valutazione :
   Area di accoglienza: un'accoglienza calorosa per i pazienti e le loro famiglie.
   Uffici di consultazione: sale ben illuminate e attrezzate per le valutazioni iniziali.
2. Camere per i pazienti :
   Provvedimento: Garantire la privacy pur consentendo la sorveglianza medica.
   Strutture : Letti medici, monitor, punti di ossigeno e altre necessità.
   Comfort: illuminazione adeguata, mobili per i visitatori, possibilità di personalizzazione.
3. Aree di cura specializzate:
   Sale di isolamento : Per i pazienti contagiosi o immunocompromessi.
   Unità di terapia intensiva: Per i pazienti che richiedono un monitoraggio maggiore.
4. Aree di lavoro per il personale:
   Postazioni di cura: aree dedicate alla preparazione dei farmaci, alla tenuta dei registri e al coordinamento dell'assistenza.
   Sale di riposo: luoghi in cui il personale può rilassarsi e ricaricare le batterie.

5. Sale per le procedure e gli esami:

Apparecchiature all'avanguardia: Per una serie di procedure, dalla gastroscopia alla puntura lombare.

Layout: accesso facile, flusso di lavoro logico.

6. Sale per formazione e riunioni:

Sale conferenze: per la formazione, le riunioni di squadra e i colloqui con le famiglie.

Tecnologia: attrezzature audiovisive, lavagna, connessione internet.

7. Aree di igiene e sterilizzazione:

Bagni: per il lavaggio e la disinfezione delle mani.

Aree di sterilizzazione: per gli strumenti medici.

8. Spazio di archiviazione :

Farmacia: conservazione sicura dei farmaci.

Stoccaggio delle attrezzature: stoccaggio organizzato di forniture mediche, materiali di consumo e attrezzature.

9. Aree di attesa :

Comfort: sedili comodi, distrazioni come riviste o schermi.

Informazioni: tabelloni, schermi che mostrano lo stato del paziente o annunci importanti.

10. Impianti ausiliari :

Caffetterie e aree di ristoro: per i pazienti, le famiglie e il personale.

Spazi verdi o patii: per una pausa all'aperto, un momento di relax.

Il design dei reparti di medicina interna deve essere pensato per soddisfare le esigenze uniche di questa specialità. Si tratta di un equilibrio tra la creazione di un ambiente curativo per i pazienti e la fornitura di uno spazio funzionale per il personale. Concentrandosi sul comfort, sulla sicurezza e sull'efficienza, un reparto di medicina interna può fornire un'assistenza di qualità, promuovendo al contempo il benessere di tutti i suoi occupanti.

Le sfide della mobilità dei pazienti e l'ergonomia per il personale.

La mobilità dei pazienti e l'ergonomia del personale sono elementi cruciali nella medicina interna o in qualsiasi ambiente sanitario. Influenzano non solo il benessere e la sicurezza dei pazienti, ma anche il comfort, l'efficienza e la salute a lungo termine di chi li assiste.

Mobilità del paziente:
La mobilità gioca un ruolo chiave nel recupero. I pazienti costretti a letto per troppo tempo possono sviluppare una serie di complicazioni, tra cui piaghe da decubito, atrofia muscolare e trombosi venosa profonda.
1. Sfide :

Limitazioni fisiche: alcune malattie possono compromettere la mobilità, a causa di dolori, debolezza o deficit neurologici.

Sicurezza: il rischio di cadute può scoraggiare il personale dall'incoraggiare la mobilità.

Mancanza di attrezzature: Le attrezzature, come deambulatori o sedie a rotelle, possono essere inadeguate o non adatte.

Ambiente: uno spazio ristretto o ingombro può ostacolare i movimenti.

Ergonomia per il personale:
L'ergonomia riguarda il modo in cui i lavoratori interagiscono con l'ambiente di lavoro. Una scarsa ergonomia può portare a lesioni, affaticamento e altri problemi di salute.
2. Sfide :

Movimentazione dei pazienti: Sollevare, spostare o aiutare i pazienti può essere fisicamente impegnativo e aumentare il rischio di lesioni muscoloscheletriche.

Attrezzature inadeguate: letti, sedie o altre attrezzature non ergonomiche possono causare stress o lesioni.

Posture scomode: L'assistenza infermieristica spesso implica piegarsi, accovacciarsi o mantenere una postura per lunghi periodi.

Alta velocità: il ritmo veloce del lavoro e lo stress possono esacerbare i problemi associati a una scarsa ergonomia.

Soluzioni:

Formazione: formare il personale sulle tecniche per sollevare e spostare i pazienti in modo sicuro.

Attrezzature adattate: investire in letti regolabili, sollevatori per pazienti e altri strumenti per facilitare la mobilità.

Layout: progettare spazi di lavoro che riducano al minimo la necessità di movimenti ripetitivi o posture scomode.

Pause e rotazione: ruoti i compiti e faccia pause regolari per evitare il sovraccarico fisico.

L'attenzione alla mobilità dei pazienti e all'ergonomia del personale non riguarda solo il benessere, ma anche la sicurezza e l'efficienza. Affrontando queste sfide, le organizzazioni sanitarie possono migliorare la qualità dell'assistenza, aumentare la soddisfazione dei pazienti e del personale e ridurre i costi associati a infortuni e assenze.

Capitolo 12

GESTIONE SITUAZIONI SPECIFICHE

Pazienti polipatologici.

I pazienti polipatologici, noti anche come pazienti polimorbidi o pluripatologici, sono quelli che soffrono di una serie di condizioni croniche o acute allo stesso tempo. Questi pazienti richiedono un'assistenza specifica, poiché la combinazione delle loro malattie può portare a complicazioni, influenzare le scelte terapeutiche e rendere più complessa la gestione complessiva.

Caratteristiche dei pazienti polipatologici :

Presenza contemporanea di diverse condizioni: queste condizioni possono essere croniche, come il diabete, l'ipertensione o la broncopneumopatia cronica ostruttiva, o acute, come un'infezione o una frattura.

Interazioni farmacologiche: l'assunzione contemporanea di farmaci per condizioni diverse può causare interazioni, aumentando il rischio di reazioni avverse.

Complessità del monitoraggio: il monitoraggio di diverse condizioni può richiedere consultazioni regolari con diversi specialisti e il coordinamento tra loro.

Le sfide dell'assistenza:

Valutazione globale: è fondamentale capire come ogni condizione influenza le altre, il che richiede una valutazione olistica.

Pianificazione del trattamento: La scelta dei farmaci e degli interventi deve tenere conto di tutte le condizioni, evitando interazioni e controindicazioni.

Follow-up ravvicinato: questi pazienti possono richiedere un follow-up più frequente per monitorare il progresso delle loro condizioni e adattare il trattamento di conseguenza.

Comunicazione interdisciplinare: una comunicazione efficace tra gli operatori sanitari è essenziale per garantire un'assistenza coordinata.

Il ruolo dell'infermiere con i pazienti polipatologici:

Educazione del paziente: Gli infermieri possono svolgere un ruolo chiave nell'educare i pazienti sulle loro varie condizioni e sui trattamenti associati.

Monitoraggio: gli infermieri devono essere attenti ai segni di scompenso o di interazioni farmacologiche.

Coordinamento dell'assistenza: l'infermiere può aiutare a coordinare le consultazioni e gli interventi, assicurandosi che tutti gli assistenti siano a conoscenza di tutte le condizioni del paziente.

Sostegno emotivo: i pazienti poli-patologici possono sentirsi ansiosi o depressi per la complessità della loro situazione. Gli infermieri possono offrire un supporto emotivo e indirizzare i pazienti verso risorse adeguate.

La gestione dei pazienti polipatologici è una sfida in medicina interna, che richiede un approccio completo e coordinato. Gli infermieri svolgono un ruolo centrale in questa assistenza, offrendo sia cure cliniche che supporto emotivo a questi pazienti.

Assistenza ai pazienti anziani.

La gestione dei pazienti anziani in medicina interna è un argomento essenziale, vista la crescente popolazione anziana in molte parti del mondo. I pazienti anziani presentano sfide uniche a causa della complessità delle loro esigenze mediche, della frequente presenza di co-morbilità e degli aspetti psicosociali associati all'invecchiamento.

Caratteristiche dei pazienti anziani :

Patologia multipla: molti pazienti anziani soffrono di diverse condizioni contemporaneamente.

Vulnerabilità fisica: con l'età, il nostro corpo diventa più vulnerabile alle infezioni, alle lesioni e alle complicazioni.

Riduzione della funzione cognitiva: alcuni pazienti possono mostrare segni di demenza o altri disturbi cognitivi.

Aspetti psicosociali: isolamento, depressione, dipendenza o perdita di autonomia possono influenzare il loro stato di salute.

Le sfide dell'assistenza:

Approccio globale: la complessità delle esigenze richiede una valutazione globale, non solo delle condizioni evidenti.

Interazioni farmacologiche: l'assunzione contemporanea di più farmaci può aumentare il rischio di interazioni ed effetti collaterali.

Considerazioni psicosociali: fattori come l'isolamento o la depressione possono influenzare il recupero e devono essere affrontati.

Comunicazione: i disturbi uditivi, visivi o cognitivi possono ostacolare una comunicazione efficace.

Il ruolo dell'infermiera con i pazienti anziani:

Valutazione olistica: oltre alle esigenze mediche, l'infermiere valuta le esigenze sociali, emotive e funzionali.

Educazione e supporto: spiegare i trattamenti, aiutare nella gestione dei farmaci e offrire supporto per l'autocura.

Prevenzione delle cadute: Implementare strategie per ridurre al minimo il rischio di cadute, un problema comune tra gli anziani.

Relazioni con le famiglie: comunicare con i parenti per garantire il supporto a casa e una chiara comprensione della situazione medica.

Soluzioni specifiche :

Geriatria integrata: lavorare con i geriatri per concentrarsi sul paziente anziano.

Adattamenti : Utilizzare strumenti come apparecchi acustici o occhiali da lettura durante la comunicazione.

Farmaci: valutare regolarmente l'adeguatezza e la sicurezza di tutti i farmaci prescritti.

La cura dei pazienti anziani in medicina interna richiede sensibilità, competenza e un approccio olistico. Gli infermieri, essendo in prima linea nell'assistenza, svolgono un ruolo centrale nel garantire che questi pazienti ricevano un'assistenza adeguata, rispettosa e coordinata.

Pazienti con esigenze speciali (disabilità, disturbi psichiatrici).

La cura dei pazienti con esigenze speciali, come quelli con disabilità o disturbi psichiatrici, richiede una particolare sensibilità e un approccio personalizzato. Questi pazienti possono richiedere cure e attenzioni particolari, soprattutto nel contesto della medicina interna, dove possono anche avere condizioni mediche concomitanti.

Caratteristiche dei pazienti con esigenze speciali:

Diversità dei bisogni: lo spettro delle disabilità e dei disturbi psichiatrici è vasto, e va dalle disabilità fisiche ai disturbi dell'umore, dell'ansia o psicotici.

Co-morbilità mediche: questi pazienti possono avere anche condizioni mediche che richiedono un trattamento in medicina interna.

Barriere comunicative: i pazienti possono avere difficoltà a comunicare le loro esigenze, i loro sentimenti o i loro sintomi, sia a causa di una disabilità cognitiva o sensoriale che di un disturbo psichiatrico.

Le sfide dell'assistenza:

Approccio individualizzato: ogni paziente è unico e richiede un approccio personalizzato in base alle sue esigenze specifiche.

Comunicazione adattata: potrebbe essere necessario utilizzare metodi di comunicazione alternativi o adattati, come il linguaggio dei segni o gli ausili visivi.

Stigma e pregiudizio: Questi pazienti possono trovarsi di fronte a stereotipi o idee preconcette che possono influenzare la loro assistenza.

Il ruolo dell'infermiere con i pazienti con esigenze speciali:

Ascolto attivo: è fondamentale prendersi il tempo per ascoltare il paziente, capire le sue esigenze e assicurarsi che queste vengano prese in considerazione.

Adattare l'assistenza: questo può comportare la modifica dell'ambiente, degli strumenti o delle tecniche per garantire che il paziente sia comodo e sicuro.

Collegamento con gli specialisti: Collaborare con specialisti, come psichiatri, terapisti o assistenti sociali, per fornire un'assistenza completa.

Educazione e supporto: fornire informazioni chiare e accessibili sul trattamento e offrire un supporto emotivo.

Soluzioni specifiche :

Formazione continua: gli infermieri possono beneficiare di una formazione specifica per comprendere meglio e soddisfare le esigenze dei pazienti con disabilità o disturbi psichiatrici.

Attrezzature adattate: utilizzo di attrezzature specifiche per facilitare l'assistenza.

Strategie di comunicazione: sviluppo di abilità comunicative adattate, in base alle esigenze specifiche del paziente.

L'assistenza ai pazienti con esigenze speciali in medicina interna richiede un approccio incentrato sul paziente, caratterizzato da umanità e rispetto. Ascoltando, adattandosi e collaborando con gli altri operatori sanitari, gli infermieri possono fornire un'assistenza di qualità e migliorare significativamente la qualità di vita di questi pazienti.

Capitolo 13

GESTIONE DEL FINE VITA E CURE PALLIATIVE

La comunicazione sulla fine della vita.

Comunicare sulla fine della vita è senza dubbio uno dei compiti più delicati e complessi in campo medico. Richiede una grande sensibilità, un profondo rispetto per il paziente e la sua famiglia e una chiara comprensione delle questioni mediche, etiche e personali in gioco.

Contesto e problemi :
  Un momento cruciale: la fine della vita è un momento di intense emozioni, riflessioni e domande per i pazienti, le loro famiglie e l'équipe sanitaria.
  Decisioni complesse: Questo è spesso il momento in cui è necessario prendere decisioni importanti sul trattamento, sulle cure palliative o sui desideri del paziente.
  Emozioni diverse: Possono essere presenti paura, tristezza, rabbia, rassegnazione o persino speranza, e ogni individuo reagisce in modo diverso.
Principi fondamentali della comunicazione :
  Empatia: mettersi nei panni del paziente e della sua famiglia, comprendendo le loro emozioni e i loro bisogni.
  Onestà: fornire informazioni chiare e veritiere, pur rimanendo sensibili.
  Ascolto: dare ai pazienti e ai loro familiari il tempo di esprimersi, fare domande e condividere i loro sentimenti.
Suggerimenti per una comunicazione efficace:
  Preparazione: prima di affrontare l'argomento, è fondamentale prepararsi mentalmente, raccogliere tutte le informazioni rilevanti e scegliere il momento e il luogo giusto.
  Utilizzi un linguaggio chiaro: eviti il gergo medico complesso e si assicuri che le informazioni siano comprese.

Incoraggiare le domande: Dare alla famiglia e al paziente l'opportunità di fare domande e di esprimere le proprie preoccupazioni.

Convalida emotiva: riconoscere e convalidare le emozioni del paziente e della famiglia, mostrando comprensione e sostegno.

Sfide specifiche :

Divergenze di opinione: A volte il paziente, la famiglia e l'équipe medica possono avere opinioni diverse sull'approccio migliore.

Credenze e valori: rispettare le credenze religiose, culturali e personali che possono influenzare le decisioni.

Gestire le proprie emozioni: in qualità di operatore sanitario, è anche fondamentale riconoscere e gestire le proprie emozioni alla fine della vita.

La comunicazione nel fine vita è un'arte che richiede delicatezza, pazienza e profondo rispetto. Mettendo il paziente e la famiglia al centro della conversazione, ascoltando e offrendo sostegno emotivo, gli infermieri e l'équipe medica possono aiutare a superare questo periodo difficile con dignità e compassione.

Supporto al paziente e la sua famiglia.

Il sostegno ai pazienti e alle loro famiglie è una parte essenziale dell'assistenza medica, soprattutto nei momenti critici o quando si tratta di patologie gravi. Questo supporto va oltre il semplice quadro clinico per includere gli aspetti emotivi, psicologici e sociali. È un'arte che richiede sensibilità, dedizione e un approccio multidisciplinare.

Comprendere le esigenze:

Bisogni emotivi: La malattia o il trauma possono generare una serie di sentimenti, come paura, rabbia, depressione o accettazione. Il team di assistenza deve essere attento a queste emozioni e offrire un supporto adeguato.

Esigenze di informazione: I pazienti e i loro familiari spesso desiderano capire la malattia, le opzioni di trattamento, la prognosi, ecc. È quindi fondamentale fornire loro informazioni chiare, oneste e comprensibili.

Esigenze pratiche: questo può includere domande relative al costo del trattamento, all'organizzazione della vita quotidiana, alla cura di altri membri della famiglia, ecc.

Strategie di supporto :

Ascolto attivo: è fondamentale dare ai pazienti e ai loro familiari il tempo di esprimersi, fare domande e condividere i loro sentimenti.

Comunicazione aperta: incoraggiare il dialogo sincero, evitare il gergo medico e assicurarsi che le informazioni condivise siano comprese.

Supporto psicologico: a volte il supporto di un professionista, come uno psicologo o uno psichiatra, può essere utile.

Referral: guidare le famiglie verso risorse utili come gruppi di sostegno, associazioni o servizi sociali.

Ruolo del team di assistenza:

Assistenza personalizzata: ogni paziente e ogni famiglia sono unici. L'approccio deve quindi essere personalizzato in base alle loro esigenze e circostanze.

Formazione e istruzione: l'équipe medica deve essere formata alle migliori pratiche di comunicazione e assistenza.

Collaborazione interdisciplinare: il coinvolgimento di diversi professionisti (medici, infermieri, assistenti sociali, psicologi) può offrire un supporto completo e diversificato.

Supporto tra pari: anche i membri del team possono avere bisogno di sostegno, soprattutto dopo situazioni particolarmente impegnative.

Supporto oltre l'ospedale :

Piano di dimissione: preparare e coordinare la dimissione del paziente dall'ospedale per garantire una transizione agevole verso il domicilio o un altro istituto.

Follow-up a lungo termine: anche dopo la dimissione, punti di contatto regolari possono aiutare a monitorare i progressi del paziente e a rispondere a qualsiasi domanda emergente.

Sostegno al lutto: Nelle situazioni in cui il paziente muore, offrire supporto alla famiglia per aiutarla a superare il processo di lutto.

Il sostegno ai pazienti e alle loro famiglie va oltre la semplice fornitura di cure mediche. Si tratta di un approccio olistico che abbraccia tutti gli aspetti dell'esperienza umana della malattia, portando a una migliore qualità di vita e a una maggiore resilienza di fronte alle sfide della salute.

Cura del comfort e la gestione del dolore.

La cura del comfort e la gestione del dolore sono due dei pilastri fondamentali dell'assistenza medica, soprattutto in medicina interna, dove i pazienti possono presentare sintomi complessi e spesso interconnessi. L'obiettivo di questa cura non è solo quello di migliorare la qualità di vita dei pazienti, ma anche di garantire la loro dignità, indipendentemente dalla gravità della loro malattia.

Comprendere il dolore :

Il dolore può essere acuto, che si manifesta all'improvviso in risposta a una lesione o ad un'altra causa, oppure cronico, che spesso persiste per mesi o addirittura anni. Può essere di natura fisica, ma può anche avere componenti emotive e psicologiche.

Valutazione del dolore :

Una valutazione regolare e approfondita è fondamentale. Questa può essere effettuata utilizzando scale del dolore, interviste e osservazioni. Ogni paziente esprimerà e vivrà il dolore in modo diverso, per cui è importante un approccio personalizzato.

Strategie di gestione del dolore :

Farmacologico: comprende l'uso di analgesici, antinfiammatori, oppiacei e altri farmaci a seconda della natura del dolore.

Terapie non farmacologiche: come fisioterapia, osteopatia, agopuntura, rilassamento e meditazione.

Cura del comfort :

Andare oltre il dolore significa garantire che i pazienti si sentano a proprio agio, rispettati e ascoltati.

Ambiente : Una stanza pulita e tranquilla, con luce adeguata e una temperatura piacevole.

Esigenze di base: come garantire una corretta idratazione e nutrizione e aiutare con l'igiene.

Supporto emotivo: l'ascolto attivo, la presenza rassicurante e la comunicazione aperta sono essenziali.

Stimolazione mentale: incoraggi le attività che stimolano la mente, come la lettura, la musica o i giochi.

Interdisciplinarità :

La collaborazione tra diversi professionisti (medici, infermieri, psicologi, fisioterapisti) è essenziale per un'assistenza completa.

Sfide etiche :

A volte possono sorgere dei dilemmi, in particolare per quanto riguarda l'uso di oppiacei o il processo decisionale alla fine della vita. Queste situazioni richiedono una riflessione etica e un dialogo con il paziente e la sua famiglia.

La gestione del dolore e l'assistenza al comfort sono molto più che semplici interventi medici. Sono sforzi profondamente umani che, se eseguiti correttamente, riaffermano la dignità, il rispetto e il diritto fondamentale di ogni individuo a una vita libera da dolori inutili e il più confortevole possibile. Nella medicina interna, dove la complessità è la norma, questa cura è ancora più essenziale.

Capitolo 14

L'ASPETTO AMMINISTRATIVO E GESTIONE DEI CASI

Documentazione : perché e come?

Nel complesso mondo della medicina interna, la documentazione svolge un ruolo fondamentale. Non serve solo come memoria, mezzo di comunicazione e fonte di prove, ma anche come strumento per migliorare la qualità delle cure. Vediamo perché e come la documentazione è essenziale e come può essere ottimizzata.

Perché documentare?

Documentazione scritta: la documentazione crea un registro scritto della storia clinica del paziente, dei progressi, dei trattamenti proposti, degli interventi effettuati e delle raccomandazioni.

Comunicazione tra professionisti: assicura la continuità dell'assistenza facilitando la trasmissione di informazioni essenziali tra i vari professionisti sanitari coinvolti nella cura del paziente.

Supporto decisionale: avere un'anamnesi dettagliata significa poter prendere decisioni informate sugli interventi futuri, tenendo conto dei progressi passati del paziente.

Responsabilità legale: la documentazione serve come prova in caso di controversia o di necessità di giustificare le azioni intraprese. Garantisce la trasparenza delle azioni mediche.

Ricerca e formazione: quando le cartelle cliniche sono rese anonime, possono essere utilizzate per studi clinici, migliorando così le conoscenze mediche. Vengono anche utilizzate a scopo educativo per formare nuovi professionisti.

Come documentare?

Accuratezza: è essenziale che le informazioni siano accurate. Utilizzi termini medici appropriati, eviti l'ambiguità e si assicuri che tutto sia spiegato chiaramente.

Completezza: tutto ciò che è rilevante per il paziente deve essere documentato: sintomi, osservazioni, risultati di test, interventi, reazioni, ecc.

Organizzazione: le informazioni devono essere presentate in modo logico e seguire una struttura riconoscibile. Utilizzi sottotitoli, elenchi puntati e paragrafi per strutturare il contenuto.

Aggiornamento regolare: i registri devono essere aggiornati dopo ogni consultazione, intervento o cambiamento delle condizioni del paziente.

Riservatezza: garantire la protezione dei dati del paziente. Solo le persone autorizzate devono avere accesso alla documentazione e tutte le informazioni devono essere conservate in modo sicuro.

Uso della tecnologia: con l'avvento delle cartelle cliniche elettroniche, l'inserimento delle informazioni è più facile, più strutturato e più sicuro. L'uso di questi strumenti facilita anche la ricerca e la condivisione delle informazioni.

La documentazione in medicina interna, come in altre discipline mediche, è un compito cruciale. Richiede rigore, attenzione e organizzazione. Ma la sua importanza per la qualità dell'assistenza, la comunicazione tra i professionisti e la tutela legale la rende una responsabilità centrale per tutti coloro che sono coinvolti nell'assistenza sanitaria.

Gestione cartelle cliniche elettroniche.

L'avvento delle cartelle cliniche elettroniche (EMR) ha trasformato il modo in cui gli operatori sanitari conservano, accedono e utilizzano le informazioni mediche dei pazienti. Sebbene questi sistemi offrano molti vantaggi, richiedono anche un'attenta gestione per garantire sicurezza, efficienza e conformità.

Vantaggi degli EMR :

Accesso rapido: Gli EMR forniscono un accesso rapido e semplice alle informazioni del paziente, facilitando le decisioni di cura informate.

Aggiornamenti in tempo reale: le modifiche o le aggiunte alle informazioni sono immediatamente disponibili a tutti gli operatori sanitari autorizzati.

Riduzione degli errori: l'inserimento elettronico dei dati riduce il rischio di errori di scrittura, rendendo il documento più facile da leggere e riducendo le incomprensioni.

Risparmio di risorse: gli EMR possono ridurre la necessità di carta, lo spazio di archiviazione e il tempo dedicato alla gestione dei file.

Integrazione e comunicazione: gli EMR possono essere integrati con altri sistemi, come i laboratori o le farmacie, per una comunicazione continua tra i diversi reparti.

Sfide della gestione EMR :

Formazione: gli utenti devono essere formati all'uso sicuro ed efficace degli EMR.

Sicurezza: poiché le informazioni mediche sono sensibili, è fondamentale garantire la sicurezza dei dati, sia in termini di accesso che di protezione dalle minacce esterne.

Conformità normativa: gli EMR devono essere conformi alle normative locali e nazionali sulla protezione dei dati.

Costo: i sistemi possono essere costosi da configurare, mantenere e aggiornare.

Interfacciamento: non tutti gli EMR sono compatibili tra loro, il che può causare problemi quando i pazienti sono gestiti da diverse istituzioni o specialisti.

Pratiche di gestione ottimali:

Aggiornamenti regolari: mantenere il suo sistema aggiornato è essenziale per poter beneficiare delle ultime funzionalità e misure di sicurezza.

Accesso controllato: solo i professionisti autorizzati devono avere accesso alle informazioni sui pazienti. Si raccomanda l'uso di password forti, l'autenticazione a due fattori e altre misure di sicurezza.

Backup: i backup regolari sono fondamentali per evitare la perdita di dati in caso di guasto del sistema.

Formazione continua: la formazione non deve essere un evento unico. Con l'aggiornamento del sistema e l'evoluzione degli standard, è necessaria una formazione regolare.

Valutazione e feedback: incoraggiare gli utenti a fornire un feedback sul sistema e sulla sua funzionalità può aiutare a identificare le aree da migliorare.

Le cartelle cliniche elettroniche hanno rivoluzionato il modo in cui viene erogata e gestita l'assistenza sanitaria. Tuttavia, richiedono una gestione attenta per garantire un utilizzo ottimale e sicuro. La formazione, la sensibilizzazione e la comunicazione aperta tra gli utenti e i gestori di EMR sono essenziali per il loro successo.

Aspetti legali
e la conservazione delle informazioni.

Nel settore sanitario, la manipolazione dei dati dei pazienti non è semplicemente una questione di efficienza o di convenienza. È intimamente legata a questioni etiche e legali. L'archiviazione e la divulgazione di informazioni mediche ha profonde implicazioni per la privacy, i diritti del paziente e la responsabilità professionale.

Base giuridica :

Leggi sulla protezione dei dati: queste leggi sono state elaborate per garantire la riservatezza e la sicurezza dei dati personali. In campo medico, queste regole sono ancora più severe, data la natura sensibile delle informazioni.

Consenso informato: prima di effettuare test, trattamenti o interventi, gli operatori sanitari devono ottenere il consenso informato del paziente. Questo include anche l'accesso e la conservazione dei dati medici.

Diritti dei pazienti: I pazienti hanno il diritto di accedere alle loro cartelle cliniche, di richiedere correzioni e di sapere chi ha avuto accesso alle loro informazioni.

Conservazione delle informazioni :

Durata: le leggi nazionali o regionali spesso specificano la durata della conservazione delle cartelle cliniche. Questo periodo può variare a seconda della natura delle informazioni, dell'età del paziente o del tipo di trattamento.

Formato: con la digitalizzazione, la maggior parte dei file viene archiviata elettronicamente, ma il loro formato deve garantire l'accessibilità e la leggibilità a lungo termine.

Sicurezza: le cartelle cliniche devono essere conservate in modo sicuro per evitare l'accesso, la perdita, la distruzione o la divulgazione non autorizzati.

Implicazioni professionali :

Responsabilità: in caso di violazione della riservatezza o di errore nell'elaborazione dei dati, gli operatori sanitari e le istituzioni possono essere ritenuti responsabili.

Formazione: il personale medico deve essere regolarmente formato e informato sugli aspetti legali ed etici della gestione delle cartelle cliniche.

Protocolli chiari: è fondamentale avere procedure e protocolli chiari per l'accesso, la conservazione, la divulgazione e la distruzione delle cartelle cliniche.

La gestione delle informazioni mediche non riguarda solo l'efficienza operativa. Comporta una profonda responsabilità nei confronti dei pazienti, il rispetto dei loro diritti e il mantenimento della fiducia nel sistema sanitario. Gli operatori sanitari devono navigare in questo panorama complesso con attenzione, mettendo sempre al primo posto gli interessi e i diritti del paziente.

Capitolo 15

RELAZIONI CON LE FAMIGLIE DEI PAZIENTI

L'importanza della comunicazione e l'istruzione.

La comunicazione e l'educazione sono due pietre miliari della medicina, soprattutto quando si tratta di assistenza al paziente. Al di là del semplice scambio di informazioni, esse contribuiscono in modo significativo al miglioramento delle cure, alla creazione di un rapporto di fiducia tra paziente e professionista sanitario e al benessere generale del paziente.

La comunicazione è molto più di uno scambio di informazioni:

Stabilire la fiducia: una comunicazione trasparente e aperta è essenziale per stabilire un rapporto di fiducia tra il curante e il paziente. È questa fiducia che permette ai pazienti di sentirsi compresi e rispettati, e di avere fiducia nelle decisioni mediche prese.

Comprendere il paziente: Una buona comunicazione consente ai professionisti di comprendere meglio le preoccupazioni, le paure e le aspettative del paziente, il che è fondamentale per offrire un'assistenza adeguata.

Educazione terapeutica: attraverso una comunicazione efficace, gli assistenti possono educare i pazienti sulla loro malattia, sui trattamenti offerti e sui comportamenti da adottare per migliorare il loro stato di salute.

L'educazione è uno strumento essenziale per i pazienti:

Autonomia del paziente: attraverso l'educazione, i pazienti acquisiscono conoscenze che consentono loro di comprendere meglio la loro malattia e il trattamento, e quindi di prendere decisioni informate sulla loro salute.

Prevenzione: l'educazione gioca un ruolo chiave nella prevenzione di malattie e complicazioni. Insegnando ai pazienti il comportamento a rischio e le misure preventive, possiamo ridurre l'incidenza di alcune malattie.

Maggiore aderenza al trattamento: un paziente istruito è in grado di comprendere meglio l'importanza di seguire il suo trattamento, il che aumenta l'efficacia del trattamento stesso.

Ridurre i ricoveri ospedalieri: educare i pazienti sui segnali di allarme e sulla gestione dei sintomi a casa può ridurre il numero di ricoveri ospedalieri non necessari.

Conclusione:

La medicina non riguarda solo le tecniche e i farmaci. Si tratta anche, e soprattutto, di persone. La comunicazione e l'educazione sono essenziali se vogliamo mettere i pazienti al centro dell'assistenza che forniamo, rendendoli protagonisti attivi della loro salute e migliorando così la qualità dell'assistenza. Solo comprendendo veramente le esigenze, le paure e le aspirazioni dei pazienti, e istruendoli in modo appropriato, possiamo muoverci verso una medicina veramente centrata sul paziente.

Gestire le aspettative e le preoccupazioni.

Nel settore medico, i pazienti arrivano spesso con una moltitudine di aspettative e preoccupazioni. Questi sentimenti possono riguardare la loro malattia, i trattamenti, i risultati attesi o anche il rapporto con il personale infermieristico. Gestire queste aspettative e preoccupazioni non è solo una questione di compassione, ma è anche essenziale per il benessere del paziente e il successo del trattamento.

L'origine delle aspettative e delle preoccupazioni:

Varie fonti di informazioni: Nell'era digitale, i pazienti hanno accesso a una grande quantità di informazioni online, dalle testimonianze agli articoli medici e ai forum. Sebbene questa abbondanza possa essere vantaggiosa, può anche essere fonte di confusione e ansia.

Esperienze passate: Le esperienze mediche precedenti, positive o negative, influenzano notevolmente le aspettative e le preoccupazioni attuali dei pazienti.

Paura dell'ignoto: la mancata comprensione di una malattia o di un trattamento può provocare paura e incertezza.

Strategie per gestire le aspettative :

Ascolto attivo: prendersi il tempo di ascoltare i pazienti, senza interromperli, ci aiuta a capire meglio le loro aspettative e a modificarle, se necessario.

Educazione: informare i pazienti in modo chiaro e accessibile sulla loro malattia, sui trattamenti disponibili, sui loro benefici e sui loro rischi.

Stabilire obiettivi realistici: È essenziale chiarire che cosa il paziente può aspettarsi dal trattamento e che cosa si può solo sperare.

Approcci per dissipare le preoccupazioni :

Convalidare le emozioni: riconoscere e convalidare le preoccupazioni del paziente è il primo passo per costruire un rapporto di fiducia.

Comunicazione trasparente: Essere onesti sui rischi, i benefici, le incognite e le alternative aiuta i pazienti a sentirsi rispettati e coinvolti nella loro cura.

Supporto psicologico: in alcuni casi, il supporto di uno psicologo o di un assistente sociale può essere utile per aiutare i pazienti a gestire l'ansia.

Le aspettative e le preoccupazioni dei pazienti, se non vengono affrontate correttamente, possono avere conseguenze negative per l'assistenza medica, che vanno dalla non aderenza al trattamento al deterioramento della salute mentale. D'altra parte, un'assistenza rispettosa, empatica e ben informata può trasformare queste sfide in opportunità, rafforzando il rapporto tra curante e paziente e ottimizzando i risultati medici.

Il ruolo della famiglia nell'assistenza e il recupero del paziente.

La famiglia svolge un ruolo centrale nella cura del paziente, in particolare nella medicina interna, dove le patologie possono essere croniche, complesse e colpire individui in diverse fasi della vita. Il loro ruolo spesso va oltre il semplice supporto emotivo, comprendendo l'assistenza quotidiana, il processo decisionale medico e la gestione della convalescenza.

1. Supporto emotivo e psicologico:
    Una presenza rassicurante: La semplice presenza di un familiare in ospedale o durante un consulto può essere di immenso conforto per il paziente.
    Ascolto e comprensione: la famiglia può aiutare a sdrammatizzare alcune situazioni, ad ascoltare le preoccupazioni del paziente e a rassicurarlo.
2. Partecipazione attiva all'assistenza:
    Promemoria per i farmaci: i familiari possono contribuire a garantire che le prescrizioni siano seguite, ricordando ai pazienti di prendere i farmaci o monitorando eventuali effetti collaterali.
    Assistenza quotidiana: Per i pazienti che necessitano di assistenza (lavaggio, pasti), la famiglia può intervenire, offrendo talvolta un'assistenza più personalizzata rispetto all'ospedale.
    Riabilitazione ed esercizio fisico: la famiglia può incoraggiare e assistere il paziente nelle attività di riabilitazione, che sono essenziali per un rapido recupero.

3. Processo decisionale medico:

Portavoce: se il paziente non è in grado di comunicare, la famiglia può esprimere i suoi desideri e le sue preoccupazioni all'équipe medica.

Decisioni congiunte: In alcune situazioni complesse, la famiglia, in consultazione con i medici, può dover prendere decisioni importanti sul trattamento.

4. Gestione della convalescenza :

Assistenza post-ospedaliera: il ritorno a casa può richiedere degli adattamenti (adattamento della casa, acquisto di attrezzature mediche). La famiglia svolge un ruolo chiave in questa transizione.

Follow-up medico: garantire che gli appuntamenti, gli esami di follow-up e le istruzioni post ricovero siano rispettati è spesso reso più facile dal coinvolgimento della famiglia.

5. Mediatore tra il paziente e l'équipe medica:

Chiarimenti e domande: La famiglia può fare domande e chiedere chiarimenti, facilitando così la comprensione reciproca tra il paziente e il personale di assistenza.

Feedback: essendo vicini al paziente, i familiari possono fornire un prezioso feedback sullo stato di salute del paziente, sugli effetti del trattamento e sul suo benessere generale.

La presenza e l'impegno della famiglia rafforzano il legame di fiducia tra il paziente e l'équipe medica. Forniscono un sostegno inestimabile, sia dal punto di vista emotivo che pratico. Riconoscere e valorizzare il loro ruolo è essenziale per un'assistenza olistica e centrata sul paziente. Tuttavia, è anche fondamentale trovare un equilibrio tra le esigenze del paziente, la capacità di coinvolgimento della famiglia e il rispetto del benessere di tutti gli interessati.

Capitolo 16

SICUREZZA DEL PAZIENTE

Errori medici :
Come si possono prevenire?

Nonostante i costanti progressi della medicina e il rigore degli operatori sanitari, gli errori medici restano una realtà preoccupante. Sebbene possano avere conseguenze drammatiche, è essenziale adottare un approccio proattivo per prevenirli, anziché limitarsi a reagire dopo che si sono verificati.

1. Formazione continua :

Aggiornare le proprie conoscenze: la medicina è in continua evoluzione. Ecco perché è essenziale che gli operatori sanitari continuino a imparare durante la loro carriera.

Formazione sulle nuove tecnologie: Le innovazioni tecnologiche, come le apparecchiature mediche o i software di gestione delle cartelle cliniche, richiedono una formazione adeguata per evitare errori di funzionamento.

2. Comunicazione efficace:

Tra professionisti: una buona comunicazione tra medici, infermieri, farmacisti e altri membri del team di cura è fondamentale per evitare malintesi ed errori.

Con il paziente: È fondamentale comprendere l'anamnesi e i sintomi attuali del paziente e assicurarsi che comprenda il trattamento e le istruzioni.

3. Controlli due volte:

Prescrizioni di farmaci: prima di somministrare un farmaco, è fondamentale verificare non solo il farmaco stesso, ma anche la dose, la via di somministrazione e l'identità del paziente.

Procedure invasive: un doppio controllo, come la conferma del lato corretto di un intervento chirurgico, può evitare errori gravi.

4. Protocolli standardizzati:
Procedure chiare e standardizzate possono ridurre la variabilità e quindi il rischio di errore. Questo include liste di controllo per determinate procedure o interventi.

5. Sistemi informativi efficienti:

Cartelle cliniche elettroniche: offrono un migliore follow-up del paziente, una disponibilità immediata delle informazioni e riducono il rischio di errori associati alla lettura della scrittura a mano.

Avvisi automatici: molti pacchetti di software medici possono ora avvisare i professionisti se viene prescritta una dose anomala o un'interazione farmacologica.

6. Cultura della sicurezza :

Feedback: invece di dare la colpa, è più produttivo analizzare gli errori commessi e imparare da essi.

Segnalazione degli incidenti: Incoraggiare il personale a segnalare eventuali errori o quasi incidenti può aiutare a identificare i punti deboli del sistema e a correggerli.

7. Coinvolgimento del paziente:

Educazione: un paziente informato è in grado di comprendere meglio il suo trattamento, di porre domande pertinenti e di segnalare eventuali anomalie.

Controlli: incoraggiare i pazienti a controllare sempre i farmaci che vengono loro somministrati o le istruzioni che ricevono.

La prevenzione degli errori medici si basa su un approccio sistemico, che integra sia i processi che gli individui. Pur riconoscendo l'importanza delle competenze individuali, pone l'accento sulla comunicazione, sulla standardizzazione e sulla cultura della sicurezza, per garantire la migliore qualità possibile delle cure.

L'importanza dei protocolli e liste di controllo.

Il mondo medico, con la sua natura complessa e le sue conseguenze potenzialmente pericolose per la vita, richiede un rigore infallibile. Per garantire la migliore assistenza possibile ai pazienti ed evitare errori medici, l'introduzione di protocolli e liste di controllo si è dimostrata estremamente efficace. Ma perché questi strumenti sono così essenziali nella pratica medica?

1. Strutturare l'approccio medico:
I protocolli definiscono una serie di fasi standardizzate basate sulle migliori evidenze scientifiche disponibili. Guidano l'operatore attraverso una successione di azioni, valutazioni e decisioni per garantire un livello di assistenza ottimale.

2. Ridurre l'errore umano:
Sviste, distrazioni e incomprensioni sono insite nella natura umana. Le liste di controllo agiscono come reti di sicurezza, assicurando che ogni fase critica sia completata, riducendo così il rischio di omissioni.

3. Assistenza coerente:
I protocolli garantiscono l'uniformità dell'assistenza al paziente. Che sia trattato da un medico senior o da uno specializzando, in un ospedale cittadino o in un centro accademico, l'approccio dovrebbe essere simile se esiste un protocollo.

4. Facilitare la comunicazione interprofessionale:
Le liste di controllo, in particolare, fungono da strumenti di comunicazione, assicurando che l'intero team sia sincronizzato e informato sulle fasi cruciali di una procedura o di una cura.

5. Formazione e istruzione :
I protocolli sono strumenti didattici eccellenti per gli studenti e i giovani professionisti. Forniscono una chiara tabella di marcia per comprendere la prassi migliore e le ragioni alla base di ogni passo.

6. Valutazione e miglioramento continuo:
Documentando e seguendo i protocolli, le strutture mediche possono raccogliere dati preziosi sulla qualità dell'assistenza. Questi dati possono poi essere analizzati per identificare le aree di miglioramento e aggiornare i protocolli di conseguenza.

7. Rafforzare la fiducia del paziente:
I pazienti che sanno che la loro assistenza si basa su protocolli comprovati possono avere maggiore fiducia nel sistema sanitario. Percepiscono che la loro assistenza si basa su una metodologia rigorosa piuttosto che su decisioni ad hoc.

8. Legalità e responsabilità :
In caso di complicazioni o controversie, l'aver seguito un protocollo riconosciuto può attestare l'approccio di qualità del professionista sanitario, dimostrando che ha preso tutte le precauzioni necessarie per garantire la sicurezza del paziente.

I protocolli e le liste di controllo non sono semplicemente elenchi o istruzioni da seguire. Rappresentano una sintesi delle migliori conoscenze mediche attuali, unite al riconoscimento della necessità di contrastare le debolezze insite nella condizione umana. Adottare questi strumenti significa adottare un approccio basato sull'eccellenza, incentrato sul benessere e sulla sicurezza del paziente.

Gestione dei farmaci
e prevenire le interazioni.

Nel mondo della medicina, i farmaci svolgono un ruolo essenziale nel trattare, curare, prevenire e alleviare i sintomi. Ma la loro efficacia non è priva di rischi. La corretta gestione dei farmaci e la prevenzione delle interazioni farmacologiche sono fondamentali per garantire la sicurezza del paziente e ottimizzare l'efficacia del trattamento.

1. Comprendere le interazioni tra farmaci:
Un'interazione farmacologica si verifica quando l'effetto di un farmaco viene alterato da un altro farmaco, da un alimento, da una bevanda o anche da una condizione medica.

2. Importanza delle conoscenze farmacologiche:
La conoscenza delle proprietà farmacologiche dei farmaci è essenziale per prevedere i loro effetti potenziali, il loro metabolismo e quindi le possibili interazioni.

3. Polifarmacia, un problema in crescita:
Con l'aumento dell'aspettativa di vita, molti pazienti, in particolare gli anziani, vengono trattati per diverse patologie contemporaneamente, aumentando il rischio di interazioni.

4. Utilizzo di strumenti di gestione:
Database aggiornati e software di prescrizione possono aiutare a identificare le potenziali interazioni farmacologiche prima che diventino un problema.

5. La comunicazione, la chiave della prevenzione:
È fondamentale che i pazienti informino i loro professionisti sanitari di tutti i farmaci che assumono, compresi i farmaci da banco, gli integratori alimentari e i rimedi erboristici.

6. Il ruolo centrale dell'infermiere:
L'infermiere, come ultimo anello prima della somministrazione del farmaco, svolge un ruolo essenziale nel verificare la conformità alla prescrizione e nel rilevare potenziali interazioni.

7. Educazione e consapevolezza del paziente:
È fondamentale educare i pazienti sull'importanza di seguire alla lettera le loro prescrizioni, di segnalare eventuali effetti collaterali e di consultarsi prima di aggiungere o togliere qualsiasi farmaco.

8. Monitoraggio regolare:
Quando un paziente assume diversi farmaci, il monitoraggio regolare da parte del medico, con esami del sangue se necessario, può rilevare anomalie potenzialmente legate alle interazioni farmacologiche.

9. Prevenzione piuttosto che cura:
La prevenzione richiede una formazione continua per gli operatori sanitari, aggiornando le loro conoscenze e utilizzando le risorse disponibili per anticipare le interazioni.

La gestione dei farmaci e la prevenzione delle interazioni farmacologiche sono sfide costanti nel mondo della sanità. La collaborazione tra i vari attori del settore sanitario, la formazione, l'uso di strumenti tecnologici e la comunicazione efficace con i pazienti sono tutti elementi fondamentali per garantire una terapia farmacologica sicura ed efficiente.

Capitolo 17

INFEZIONI NOSOCOMIALI

Prevenzione e gestione

La prevenzione e la gestione in medicina interna sono essenziali per anticipare, evitare e trattare le complicazioni e i problemi di salute. Comprendono una serie di attività, dalla sensibilizzazione alla migliore pratica medica. Ecco un'esplorazione fluida di questa nozione centrale.

Il mondo della medicina interna è in costante evoluzione, con nuove scoperte che emergono ogni giorno, nuove malattie che vengono identificate e trattamenti esistenti che vengono perfezionati. Al centro di questa dinamica, due elementi rimangono fondamentali: la prevenzione e la gestione.

1. Prevenzione: l'arte di anticipare
La prevenzione è spesso vista come una semplice misura igienica o di stile di vita. Tuttavia, va molto più in profondità. Comprende:

- **Controlli regolari**: i controlli annuali possono individuare molte condizioni prima che diventino critiche.
- **Vaccinazione**: la vaccinazione protegge da molte malattie gravi, non solo da quelle infantili.
- **Educazione sanitaria**: informare i pazienti sui rischi associati a determinati comportamenti o esposizioni è fondamentale.

2. Gestione: reattività agli imprevisti
La gestione si basa sulla capacità dell'operatore sanitario di reagire a una determinata situazione, che si tratti di una crisi acuta o di una condizione cronica.

- **Protocolli medici**: forniscono un quadro per il trattamento efficace di una malattia, basato sugli ultimi dati scientifici disponibili.

Assistenza multidisciplinare: per le patologie complesse, spesso è necessario il coinvolgimento di più specialisti.

3. Prevenzione e gestione: due facce della stessa medaglia
Si completano e si rafforzano a vicenda. Una buona gestione consente di mettere in atto misure preventive efficaci. Al contrario, una prevenzione efficace riduce la necessità di interventi medici importanti.

4. Le sfide del futuro
Con l'emergere di nuove tecnologie, come la telemedicina, e una migliore comprensione della genetica umana, la medicina interna è sul punto di una rivoluzione. La prevenzione potrebbe essere personalizzata in base al profilo genetico di ogni individuo e la gestione delle malattie potrebbe essere facilitata da strumenti digitali sempre più sofisticati.

La prevenzione e la gestione sono al centro della medicina interna. Simboleggiano l'equilibrio tra anticipazione e reazione, tra know-how ed esperienza. In un mondo in cui la medicina è in costante evoluzione, rimarranno i pilastri su cui gli operatori sanitari si basano per offrire la migliore assistenza possibile ai loro pazienti.

Protocolli di igiene.

Nel cuore della medicina interna, una disciplina che comprende la cura completa dei pazienti adulti affetti da una varietà di patologie spesso complesse, la questione dell'igiene è centrale. Questa preoccupazione va oltre il semplice comfort: è una vera e propria arma contro le infezioni nosocomiali, cioè le infezioni contratte in ospedale che non si sono manifestate o non erano in incubazione al momento del ricovero.

1. Problemi di igiene in medicina interna

Il rispetto dei protocolli igienici in medicina interna è fondamentale per diverse ragioni:

Ridurre il rischio di infezione: La medicina interna tratta spesso pazienti fragili o immunocompromessi, per i quali un'infezione nosocomiale potrebbe essere estremamente grave.

Fiducia del paziente: Un servizio pulito e il rispetto delle norme igieniche da parte del personale infermieristico sono garanzie di qualità e professionalità.

Protezione del personale sanitario: I protocolli di igiene non proteggono solo i pazienti, ma anche tutti gli operatori sanitari.

2. Le principali misure igieniche

Lavaggio delle mani: rimane la pietra miliare della prevenzione delle infezioni nosocomiali. Deve essere effettuato sistematicamente prima e dopo qualsiasi contatto con un paziente o con il suo ambiente.

Indossare i dispositivi di protezione individuale (DPI): è necessario utilizzare maschere, guanti, camici o occhiali di sicurezza a seconda della situazione.

Manutenzione dei locali: è essenziale una pulizia regolare con disinfettanti appropriati.

Gestione dei rifiuti : La selezione, lo stoccaggio e lo smaltimento dei rifiuti devono seguire protocolli rigorosi per evitare qualsiasi rischio di contaminazione.

Disinfezione delle apparecchiature mediche: tutte le apparecchiature che entrano in contatto con il paziente devono essere accuratamente pulite e sterilizzate, se necessario.

3. L'importanza della formazione e della sensibilizzazione

Il rispetto dei protocolli igienici richiede una formazione regolare del personale di assistenza. Richiami frequenti, workshop pratici e aggiornamento regolare dei protocolli sono essenziali per garantirne l'efficacia. È inoltre fondamentale sensibilizzare i pazienti e le loro famiglie, in modo che possano essere pienamente coinvolti nel processo.

I protocolli igienici in medicina interna non sono semplici direttive amministrative: riflettono il desiderio costante di proteggere il paziente, garantire la qualità dell'assistenza e preservare la salute degli operatori. In un momento in cui la resistenza agli antibiotici sta diventando un importante problema di salute pubblica, la loro importanza è più che mai cruciale.

Resistenza agli antibiotici e il suo impatto sulla medicina interna.

La resistenza agli antibiotici, uno dei principali problemi di salute pubblica a livello globale, sta avendo un forte impatto sulla medicina interna. Questa disciplina, che diagnostica e tratta una moltitudine di patologie spesso complesse negli adulti, sta affrontando sfide crescenti a causa dell'emergere di ceppi batterici resistenti. Per comprendere appieno la portata di questa sfida e il suo impatto sulla medicina interna, è necessaria un'immersione approfondita.

1. Comprendere la resistenza agli antibiotici
Nel tempo, con l'uso intensivo e spesso inappropriato di antibiotici, alcuni batteri hanno sviluppato meccanismi di difesa, rendendo questi farmaci inefficaci. Questa capacità di adattamento è naturale, ma è stata amplificata dall'eccesso di prescrizioni, dalla scarsa compliance dei pazienti e dall'uso di antibiotici in agricoltura.
2. Le sfide per la medicina interna
   Complessità diagnostica: di fronte alla crescente resistenza, la scelta dell'antibiotico giusto richiede

test più dettagliati per determinare la sensibilità del batterio.

Tempi di trattamento più lunghi: Per combattere efficacemente i batteri resistenti, i trattamenti possono essere più lunghi e costosi.

Aumento del rischio di complicazioni: Con i trattamenti meno efficaci, aumenta il rischio di complicazioni e di morbilità associata.

Emersione di ceppi altamente resistenti: Alcuni batteri, come le Enterobacteriaceae produttrici di carbapenemasi (EPC), sono diventati resistenti a quasi tutti gli antibiotici disponibili.

3. Impatto diretto sulla medicina interna

Trattando pazienti spesso fragili o addirittura immunocompromessi, la medicina interna si trova ad affrontare infezioni più difficili da controllare. L'ospedalizzazione può essere prolungata e il ricorso agli antibiotici di "ultima istanza" diventa talvolta l'unica opzione, con un rischio maggiore di effetti collaterali.

4. Soluzioni su misura per il contesto della medicina interna

Promuovere la prescrizione razionale: limitare l'uso degli antibiotici alle situazioni in cui sono veramente necessari.

Sensibilizzare ed educare: I pazienti e tutto il personale sanitario devono essere informati dei rischi associati all'uso eccessivo di antibiotici.

Rafforzare le misure igieniche: per prevenire la diffusione di ceppi resistenti, i protocolli igienici devono essere applicati rigorosamente.

Investire nella ricerca: per affrontare questa sfida, è necessario sviluppare nuovi antibiotici e alternative agli antibiotici.

La resistenza agli antibiotici ha un impatto profondo sulla medicina interna, mettendo a rischio la vita di molti pazienti e complicando il lavoro degli operatori sanitari. Di fronte a questa sfida, un approccio globale che combini prevenzione, educazione e innovazione è essenziale per preservare l'efficacia di questi farmaci essenziali.

Capitolo 18

TRATTAMENTO SITUAZIONI DI EMERGENZA

Valutazione rapida e definizione delle priorità.

In medicina interna, come nella maggior parte delle discipline mediche, il tempo è spesso un fattore critico. Che si tratti di un'emergenza o della gestione quotidiana di un gran numero di pazienti, la valutazione rapida e la definizione delle priorità dei casi sono essenziali per fornire un'assistenza di qualità. Ecco un'esplorazione di questo approccio fondamentale e della sua importanza nella medicina interna.

1. L'importanza di una valutazione rapida
Nel flusso costante di pazienti che entrano in un reparto di medicina interna, la capacità di valutare rapidamente lo stato di salute di un individuo è vitale. Questa valutazione permette di:

- **Identificare le emergenze**: alcune situazioni richiedono un intervento immediato, altrimenti il paziente potrebbe essere in pericolo.
- **Ottimizzare la gestione del tempo e delle risorse**: identificando rapidamente le esigenze di ciascun paziente, è più facile allocare le risorse disponibili in modo efficiente.
- **Promuovere un trattamento adeguato**: una valutazione rapida fornisce un orientamento diagnostico iniziale, guidando le fasi successive del trattamento.

2. Definizione delle priorità: un'arte delicata
Una volta effettuata la valutazione iniziale, i casi devono essere classificati come prioritari. Le ragioni sono molteplici:

- **Garantire la sicurezza del paziente**: i pazienti con i sintomi più gravi o le patologie più instabili devono avere la priorità.

Assistenza ai pazienti più agevole: evitando colli di bottiglia e tempi di attesa inutili, la prioritizzazione garantisce una migliore gestione del flusso di pazienti.

Anticipare le esigenze: identificando in anticipo i pazienti che necessitano di esami specifici o di un monitoraggio maggiore, è possibile anticipare i requisiti di attrezzature e personale.

3. Strumenti di aiuto per la valutazione e la definizione delle priorità

Numerosi strumenti, spesso integrati nei protocolli ospedalieri, supportano i caregiver in questo processo:

Punteggi di emergenza: alcuni punteggi, basati su segni clinici e paraclinici, possono essere utilizzati per valutare il grado di urgenza di una situazione.

Liste di controllo: guidano il personale nella valutazione iniziale, assicurando che non vengano omessi elementi cruciali.

Software di gestione: sempre più ospedali si stanno dotando di software per migliorare la gestione dei flussi di pazienti, in tempo reale.

4. Formazione continua: una necessità

La valutazione rapida e la definizione delle priorità sono abilità che si affinano con l'esperienza. Tuttavia, la formazione continua svolge un ruolo essenziale nel mantenere queste competenze aggiornate, incorporando gli ultimi progressi e acquisendo familiarità con gli strumenti più recenti.

La valutazione rapida e la definizione delle priorità sono pietre miliari della medicina interna. Non solo garantiscono la sicurezza del paziente, ma aiutano anche a ottimizzare l'assistenza in un contesto in cui le risorse, sia umane che materiali, sono spesso limitate. La padronanza di queste abilità, supportata da strumenti adeguati e da una formazione continua, è la chiave per una medicina di alta qualità.

Lavorare insieme
con i servizi di emergenza.

La medicina interna, una specialità ai confini di molte discipline, è spesso al centro del sistema ospedaliero. Svolge un ruolo cruciale nell'assistenza ai pazienti, soprattutto in collaborazione con i servizi di emergenza. Diamo un'occhiata più da vicino a questa collaborazione, che è essenziale per il flusso regolare delle cure e la sicurezza del paziente.

1. L'interfaccia tra il Pronto Soccorso e la Specialità
I dipartimenti di emergenza sono un'importante porta di accesso all'ospedale, dove converge un'ampia gamma di patologie, dalle più benigne alle più gravi. Quando un paziente deve essere ricoverato in ospedale dopo essere stato valutato al Pronto Soccorso, spesso viene indirizzato alla medicina interna, a meno che non sia richiesta una specialità specifica. Questa transizione deve essere fluida ed efficiente, poiché può avere un impatto sulla prognosi del paziente.
2. Comunicazione essenziale
Il successo di questa collaborazione dipende in larga misura da una comunicazione chiara ed efficace. Questo include:

   Rapporti medici: i Pronto Soccorso devono fornire una sintesi precisa della situazione: motivo della consultazione, esami effettuati, trattamenti somministrati e ipotesi diagnostiche.

   Coordinamento infermieristico: la comunicazione tra gli infermieri dei due reparti aiuta a preparare i pazienti al ricovero in medicina interna, ad anticipare le loro esigenze e a garantire un'assistenza ininterrotta.

   Condividere le informazioni sulle risorse disponibili: questo include i letti disponibili, il personale di guardia, le attrezzature specifiche, ecc.

3. Formazione e aggiornamento delle competenze

I reparti di emergenza e i reparti di medicina interna hanno le loro caratteristiche specifiche, ma la formazione incrociata può essere utile:

Stage a rotazione: consentire a medici e infermieri di trascorrere del tempo in un altro reparto per comprenderne meglio le sfide e i vincoli.

Formazione congiunta: organizzare sessioni di formazione sulle malattie più frequenti, sui protocolli di trattamento e sugli strumenti di comunicazione.

4. Gestione dei flussi e alleggerimento della congestione nei reparti di emergenza

La collaborazione tra questi due servizi è essenziale anche per gestire l'afflusso di pazienti ed evitare il sovraffollamento:

Riferimento rapido: i pazienti stabilizzati in emergenza, ma che richiedono un ricovero prolungato, devono essere trasferiti rapidamente alla medicina interna.

Unità a breve termine: queste unità, spesso gestite congiuntamente dai due dipartimenti, sono utilizzate per ricoverare i pazienti che necessitano di un monitoraggio o di indagini supplementari prima di decidere se ricoverarli in ospedale o riportarli a casa.

La collaborazione tra medicina interna e servizi di emergenza è una pietra miliare dell'assistenza ospedaliera. Garantisce una transizione sicura ed efficiente per i pazienti, ottimizzando al contempo l'uso delle risorse ospedaliere. Tuttavia, questa collaborazione non è scontata e richiede un impegno costante in termini di comunicazione, formazione e coordinamento.

Protocolli di intervento rapido.

In medicina interna, come in molti reparti ospedalieri, il tempo è spesso fondamentale. Alcuni pazienti possono subire un rapido deterioramento delle loro condizioni, che richiede un intervento immediato. I Protocolli di Risposta Rapida (RRP) sono stati ideati per soddisfare questa esigenza, fornendo linee guida chiare e strutturate per la gestione di queste situazioni urgenti. Vediamo come funzionano e perché sono essenziali.

1. Definizione e principi dei RIP
I protocolli di risposta rapida sono procedure prestabilite per rispondere a situazioni specifiche in cui è richiesta un'azione immediata. L'obiettivo di questi protocolli è quello di standardizzare le risposte, ridurre gli errori e migliorare l'efficacia degli interventi.
2. Identificazione precoce dei pazienti a rischio
La chiave per un RIP di successo è agire prima che la situazione diventi critica. Ciò richiede :

- **Monitoraggio continuo**: i segni vitali e altri indicatori devono essere monitorati regolarmente per rilevare eventuali anomalie.
- **Formazione del personale**: tutto il personale, dai medici agli assistenti, deve essere formato per riconoscere i segnali di allarme del deterioramento e sapere quando attivare un PIR.

3. Composizione del team di intervento
Il team di risposta rapida è generalmente composto da :

- **Un medico senior**: di solito uno specialista in medicina d'urgenza o in terapia intensiva.
- **Un infermiere senior**: esperto nel gestire le emergenze.
- **Altri professionisti, se necessario**: ad esempio, uno specialista respiratorio se il paziente ha difficoltà respiratorie.

4. Fasi chiave dell'intervento

Valutazione iniziale: una volta sul posto, il team valuta rapidamente le condizioni del paziente per confermare la necessità di un intervento.

Stabilizzazione: Il team prende le misure necessarie per stabilizzare il paziente, sia che si tratti di somministrare ossigeno, farmaci o altri interventi.

Trasferimento se necessario: se il paziente richiede un'assistenza più specializzata, può essere trasferito in un altro reparto, come quello di terapia intensiva.

5. Feedback e miglioramento continuo

Dopo ogni operazione, è fondamentale :

Analizzare l'intervento: capire cosa ha funzionato bene e identificare le aree da migliorare.

Aggiornare il PIR, se necessario: i protocolli devono essere aggiornati e adattati in linea con il feedback.

I protocolli di risposta rapida sono un elemento essenziale della sicurezza del paziente in medicina interna. Assicurano una risposta rapida, strutturata ed efficace a situazioni potenzialmente critiche, riducendo i rischi per il paziente e migliorando i risultati dell'assistenza.

Capitolo 19

INFERMIERI
E
RICERCA

L'importanza della ricerca nell'assistenza infermieristica.

La ricerca infermieristica è una pietra miliare nell'evoluzione della pratica infermieristica, svolgendo un ruolo vitale nel garantire un'assistenza di qualità e basata sulle evidenze. Più che un semplice complemento alla medicina tradizionale, questa ricerca incarna l'aspirazione della professione infermieristica a migliorare e perfezionare continuamente l'assistenza fornita ai pazienti.

Il cuore della ricerca infermieristica è il profondo desiderio di comprendere non solo le malattie in sé, ma anche l'esperienza umana della malattia. Esamina domande come: come vivono i pazienti la loro malattia giorno per giorno? Come possono essere supportati meglio dal punto di vista emotivo, psicologico e sociale? O come gli interventi infermieristici specifici possono migliorare i risultati dei pazienti?

L'impatto di questa ricerca è tangibile. Grazie ad essa, i protocolli di cura vengono rivisti e adattati, offrendo approcci innovativi e più in linea con le esigenze dei pazienti. Inoltre, fa luce sull'efficacia dei nuovi interventi, consentendo agli infermieri di garantire che le loro pratiche non siano solo sicure, ma anche ottimali per i pazienti.

La ricerca infermieristica contribuisce anche all'autonomia professionale degli infermieri. Conducendo e attingendo alla propria ricerca, gli infermieri non si limitano a seguire le linee guida mediche, ma diventano protagonisti attivi nello sviluppo dell'assistenza sanitaria. Sono in grado di apportare contributi significativi ai dibattiti sulle migliori prassi, rafforzando il ruolo vitale che svolgono all'interno dei team medici.

Questa ricerca ha anche un impatto sull'istruzione e sulla formazione degli infermieri. Incorporando le ultime scoperte nei programmi di studio, le future generazioni di infermieri saranno meglio preparate ad affrontare le sfide di un panorama medico in continua evoluzione.

Infine, la ricerca infermieristica arricchisce la nostra comprensione generale dell'assistenza sanitaria. Ci ricorda che, a parte la scienza e la tecnologia, l'assistenza medica riguarda fondamentalmente le persone che aiutano le persone. E per questo, ogni gesto, ogni parola, ogni intervento conta.

La ricerca infermieristica è molto più di un'attività accademica. Riflette la passione, la dedizione e l'impegno degli infermieri nel fornire la migliore assistenza possibile basata sull'evidenza a tutti coloro che sono affidati alle loro cure.

Partecipazione a studi clinici.

La partecipazione a studi clinici è una parte essenziale del panorama medico odierno. Lo scopo di questi studi è quello di valutare l'efficacia e la sicurezza di nuovi interventi, siano essi farmaci, dispositivi medici, terapie o tecniche chirurgiche. Gli infermieri svolgono un ruolo chiave in questi studi e sono essenziali per il loro successo.

Prima di tutto, spesso è l'infermiere a essere in prima linea nell'identificare i pazienti idonei a uno studio clinico. Grazie al loro stretto rapporto con i pazienti e alla loro conoscenza approfondita della loro storia medica e del loro stato di salute attuale, gli infermieri possono guidare efficacemente i pazienti verso gli studi più adatti a loro.

L'infermiera somministra poi i trattamenti sperimentali. Questa fase richiede una grande precisione e una stretta aderenza ai protocolli, in quanto qualsiasi variazione potrebbe influenzare i risultati dello studio. L'infermiere deve essere rigoroso, assicurandosi che ogni paziente riceva l'esatto trattamento previsto, alla giusta dose e al momento giusto.

Oltre a somministrare il trattamento, gli infermieri svolgono un ruolo cruciale nel monitoraggio dei pazienti. Spesso sono i primi a identificare e segnalare eventuali effetti collaterali o complicazioni, consentendo un intervento rapido per garantire la sicurezza del paziente. Inoltre, monitorano regolarmente i pazienti, raccogliendo dati essenziali per valutare l'efficacia del trattamento.

Anche la comunicazione è una componente centrale della partecipazione degli infermieri agli studi clinici. Sono il punto di collegamento tra i pazienti e il team di ricerca, assicurando che i pazienti siano ben informati e a loro agio durante lo studio. Rispondono alle domande, placano le preoccupazioni e si assicurano che i pazienti comprendano appieno i loro diritti, compreso il diritto di ritirarsi dallo studio in qualsiasi momento.

Inoltre, la formazione continua è essenziale per gli infermieri coinvolti negli studi clinici. Il panorama medico sta cambiando rapidamente e gli infermieri devono essere aggiornati sugli ultimi progressi, sui protocolli di studio e sulle normative etiche.

La partecipazione degli infermieri agli studi clinici è essenziale per far progredire la medicina e migliorare l'assistenza ai pazienti. La loro competenza, dedizione e capacità di entrare in contatto con i pazienti assicurano che questi studi siano condotti con il massimo livello di integrità, efficienza e cura.

Contributo al progresso conoscenza della medicina interna.

La medicina interna è un campo vasto e in continua evoluzione, che copre una moltitudine di patologie e disturbi. È un campo in cui ogni giorno vengono fatte nuove scoperte, mettendo in discussione le certezze, e dove l'innovazione è costante. Gli infermieri svolgono un ruolo importante in questa dinamica, contribuendo attivamente allo sviluppo e al perfezionamento delle conoscenze in medicina interna.

Grazie alla loro vicinanza quotidiana ai pazienti, gli infermieri sono osservatori privilegiati dei sintomi, degli effetti terapeutici e delle reazioni ai trattamenti. Queste osservazioni, sebbene spesso informali, possono rivelare tendenze, effetti collaterali inaspettati o reazioni rare a un trattamento. Questo patrimonio di informazioni, se condiviso e analizzato, può influenzare la ricerca clinica e i protocolli di cura.

Inoltre, gli infermieri sono spesso coinvolti nell'implementazione di nuove tecniche o terapie. Il loro feedback sulla praticità, l'efficacia e gli ostacoli incontrati è prezioso per perfezionare questi metodi e renderli più appropriati ed efficienti.

Gli infermieri sono anche coinvolti nella ricerca. Molti infermieri stanno seguendo una formazione avanzata e un dottorato, e partecipano o avviano studi clinici. Pongono domande essenziali, basate sulla loro esperienza sul campo, che possono portare a nuovi percorsi di ricerca o mettere in discussione pratiche consolidate.

La collaborazione interprofessionale è anche un vettore di avanzamento delle conoscenze. Lavorando a stretto contatto con internisti, farmacisti, fisioterapisti e altri professionisti della salute, gli infermieri partecipano a fruttuosi scambi multidisciplinari. Queste sinergie consentono un approccio olistico ai problemi medici, promuovendo una medicina più integrativa e personalizzata.

I corsi di formazione continua, le conferenze e i simposi sono tutte opportunità per gli infermieri di tenersi aggiornati sugli ultimi progressi, ma anche di condividere la loro esperienza. Le loro voci, le loro testimonianze e le loro domande arricchiscono il dibattito medico e stimolano la riflessione collettiva.

Gli infermieri di medicina interna sono molto più che semplici esecutori; sono protagonisti del progresso della conoscenza. La loro competenza, la loro curiosità e il loro impegno li rendono vettori essenziali del progresso, garantendo una medicina sempre più precisa, umana e adatta alle esigenze dei pazienti.

Capitolo 20

TECNOLOGIA E INNOVAZIONE NELL'ASSISTENZA INFERMIERISTICA

Nuove tecnologie al servizio del paziente.

In un mondo di continui cambiamenti tecnologici, la medicina non fa eccezione. I progressi tecnologici hanno rivoluzionato il modo in cui ci avviciniamo all'assistenza sanitaria, trasformando il rapporto paziente-curante e aprendo possibilità terapeutiche prima inimmaginabili. Nella medicina interna, un campo ricco e complesso per eccellenza, queste innovazioni sono particolarmente sorprendenti.

L'era del paziente connesso
I dispositivi connessi hanno conquistato la nostra vita quotidiana e il settore medico non fa eccezione. Orologi, braccialetti, applicazioni mobili, ecc. consentono ai pazienti di monitorare in tempo reale parametri come la pressione sanguigna, la frequenza cardiaca, i livelli di zucchero nel sangue e l'attività fisica. Se condivisi con gli operatori sanitari, questi dati possono fornire un quadro più completo e continuo delle condizioni del paziente, favorendo un'assistenza più personalizzata.

Telemedicina: trattamento a distanza
La telemedicina, che consente ai pazienti di essere consultati a distanza tramite videoconferenza, rappresenta una vera e propria rivoluzione, in particolare per i pazienti geograficamente isolati o con mobilità ridotta. Offre continuità di cura, riducendo i costi e gli spostamenti. Questa tecnologia incoraggia anche la collaborazione tra gli operatori sanitari, consentendo scambi e seconde opinioni in tempo reale.

Intelligenza artificiale e medicina predittiva
L'AI è destinata a trasformare la medicina. Offre la possibilità di analizzare immense quantità di dati in tempi record, consentendo di rilevare tendenze, anomalie o modelli che l'occhio umano non sarebbe in grado di percepire. Ciò è particolarmente utile in medicina interna per anticipare lo scompenso nei pazienti cronici, o per

personalizzare i trattamenti in base al profilo genetico e biologico di un individuo.

Dispositivi medici innovativi

Pompe per l'insulina connesse, impianti di monitoraggio, dispositivi intelligenti di assistenza respiratoria... il campo di applicazione dei dispositivi medici si sta ampliando e la loro precisione si sta perfezionando grazie alla tecnologia. Queste innovazioni consentono di regolare meglio le patologie e di migliorare la qualità di vita dei pazienti.

Sfide etiche e di sicurezza

Se da un lato queste tecnologie aprono orizzonti terapeutici promettenti, dall'altro sollevano questioni etiche, in particolare per quanto riguarda la riservatezza dei dati. La protezione di questi dati è essenziale per garantire la fiducia del paziente e prevenire qualsiasi rischio di pirateria.

A causa della sua complessità e ricchezza, la medicina interna trae grande beneficio dai progressi tecnologici. Queste innovazioni incentrate sul paziente hanno il potenziale di trasformare il nostro approccio all'assistenza sanitaria, rendendola più precisa, più umana e, soprattutto, più efficace. Tuttavia, è essenziale tenere presente che la tecnologia deve rimanere al servizio delle persone, e non viceversa.

Telemedicina e monitoraggio a distanza.

Con l'ascesa delle tecnologie digitali, la medicina è entrata in una fase di radicale trasformazione. La telemedicina, in particolare, è emersa come una soluzione efficace per le sfide mediche di oggi, soprattutto nella medicina interna, dove il follow-up regolare e approfondito dei pazienti è fondamentale.

Un mondo senza confini medici

In passato, i consulti medici erano confinati negli angusti confini dello studio medico. Oggi, grazie alla telemedicina, i muri stanno cadendo. I pazienti delle zone rurali, quelli con mobilità ridotta o persino quelli all'estero possono ora accedere a cure specialistiche senza dover viaggiare.

Lo strumento di monitoraggio definitivo

La medicina interna si occupa spesso di patologie croniche che richiedono un monitoraggio regolare. La telemedicina facilita questo monitoraggio offrendo la possibilità di consultazioni regolari a distanza, consentendo un monitoraggio continuo, un rapido adattamento dei trattamenti e un'individuazione precoce delle complicanze.

Interconnettere i professionisti

La telemedicina favorisce anche una migliore comunicazione tra gli operatori sanitari. Ad esempio, un medico generico può chiedere il parere di uno specialista in tempo reale, ottimizzando l'assistenza al paziente.

La sicurezza prima di tutto

Sebbene la telemedicina offra molti vantaggi, è comunque soggetta a problemi di sicurezza. La trasmissione di dati medici deve soddisfare rigorosi standard di sicurezza e riservatezza. Le piattaforme utilizzate per la telemedicina sono quindi soggette a controlli regolari per garantire la protezione delle informazioni del paziente.

I limiti della tecnologia

Anche se rivoluzionaria, la telemedicina non può sostituire totalmente il contatto fisico. Alcuni esami richiedono la presenza di persona e la palpazione, ad esempio, rimane insostituibile. Inoltre, alcune persone, in particolare quelle anziane, potrebbero sentirsi spiazzate da questo approccio.

La telemedicina e il monitoraggio a distanza incarnano la medicina di domani. Compensano alcune delle carenze del sistema attuale, offrendo accessibilità e monitoraggio regolare, pur preservando il rapporto umano tra paziente e medico. Nella medicina interna, questo approccio moderno si sta rivelando particolarmente rilevante, aprendo la strada a un'assistenza sempre più precisa e personalizzata.

Applicazioni e strumenti digitali per gli infermieri.

Il mondo digitale ha trasformato profondamente il panorama dell'assistenza sanitaria. Per gli infermieri, che spesso sono in prima linea nell'assistenza, questi strumenti rappresentano un'opportunità per migliorare il loro lavoro quotidiano, diventare più efficienti e offrire un'assistenza di migliore qualità. Ecco uno sguardo a come le applicazioni e gli strumenti digitali stanno ridefinendo la professione infermieristica.

Gestione del paziente e follow-up
Le applicazioni dedicate consentono oggi agli infermieri di monitorare le cartelle cliniche dei loro pazienti in tempo reale. Questi strumenti centralizzano le informazioni, facilitano l'accesso ai dati essenziali e aiutano nella pianificazione dell'assistenza. Alcuni software offrono anche la possibilità di inviare promemoria per i farmaci o gli appuntamenti, migliorando la compliance del paziente al trattamento.

Formazione continua e accesso alle informazioni
La formazione continua è essenziale nel settore sanitario. Grazie alle piattaforme online e alle applicazioni specializzate, gli infermieri possono ora seguire corsi, partecipare a webinar o consultare risorse professionali, il tutto al proprio ritmo e secondo le proprie disponibilità.

Comunicazione migliorata
La comunicazione è una pietra miliare dell'assistenza infermieristica. Gli strumenti digitali, come la messaggistica sicura e le piattaforme di telemedicina, consentono una comunicazione fluida tra i diversi operatori sanitari, oltre

che con i pazienti. Ciò significa un migliore coordinamento delle cure e un trattamento più olistico.

Assistenza per la cura

Una serie di applicazioni sta aiutando gli infermieri a svolgere i loro compiti quotidiani. Dai calcolatori di dosaggio alle guide alle procedure, fino ai manuali sull'uso di attrezzature specifiche, questi strumenti digitali stanno diventando alleati preziosi nella pratica clinica.

Benessere e gestione dello stress

L'infermiere può essere una professione stressante. Fortunatamente, sono disponibili numerose applicazioni che si concentrano sulla meditazione, sulla gestione del tempo o anche sul supporto psicologico, per aiutare gli operatori sanitari a gestire le sfide emotive e mentali della loro professione.

Le applicazioni e gli strumenti digitali per gli infermieri non sono solo gadget tecnologici; sono vere e proprie estensioni delle competenze e delle conoscenze degli infermieri. Usati correttamente, possono trasformare l'assistenza ai pazienti, migliorare la qualità delle cure e rafforzare il ruolo centrale degli infermieri nel percorso sanitario. Tuttavia, è fondamentale essere addestrati al loro uso e rimanere critici nei confronti della loro rilevanza, per garantire che vengano utilizzati in modo etico e sicuro.

Capitolo 21

APPROCCI COMPLEMENTARI IN MEDICINA INTERNA

Terapie complementari integrate (CIT).

Nella medicina interna, l'approccio clinico è spesso incentrato sulla diagnosi e sul trattamento delle condizioni di base. Tuttavia, sempre più spesso la medicina occidentale si apre a forme di cura non convenzionali, note come terapie complementari integrate (CIT). L'obiettivo di queste terapie è migliorare il benessere generale del paziente, gestire i sintomi e ottimizzare la qualità della vita.
Cosa sono le terapie complementari integrate?
La CBT comprende un'ampia gamma di pratiche, spesso derivate da antiche tradizioni mediche, che vengono utilizzate insieme alla medicina convenzionale. Tra le più popolari ci sono :

Agopuntura: originaria della Cina, l'agopuntura prevede l'inserimento di aghi sottili in punti specifici del corpo per bilanciare l'energia vitale e alleviare il dolore o altri sintomi.

Meditazione e mindfulness: queste pratiche aiutano a ridurre lo stress e l'ansia e possono contribuire a una migliore gestione del dolore.

Chiropratica: incentrata sulla manipolazione manuale della colonna vertebrale, mira a migliorare la funzione muscolo-scheletrica.

Aromaterapia: utilizza gli oli essenziali per favorire il rilassamento e il benessere e per gestire alcuni sintomi.

Massoterapia: il massaggio terapeutico può aiutare a rilassare i muscoli, a stimolare la circolazione e a promuovere un senso generale di benessere.

Integrare le TIC nella medicina interna
L'uso delle TIC non è destinato a sostituire i trattamenti convenzionali, ma piuttosto a integrarli. Se integrato in modo appropriato:

Possono offrire un sollievo sintomatico: ad esempio, l'agopuntura può ridurre la nausea associata ad alcuni trattamenti o al dolore cronico.

Promuovono un approccio incentrato sul paziente: Le CBT spesso incoraggiano l'autogestione e offrono ai pazienti strumenti per partecipare attivamente alla propria guarigione.

Possono ridurre la dipendenza dai farmaci: Per esempio, la meditazione e la terapia di massaggio possono ridurre la necessità di antidolorifici in alcuni pazienti.

Le terapie complementari integrate offrono una dimensione aggiuntiva al trattamento in medicina interna. Riconoscono l'importanza di affrontare la salute e il benessere in modo olistico, tenendo conto della complessa interazione tra corpo, mente e ambiente. Tuttavia, la loro integrazione deve essere effettuata con discernimento, assicurandosi sempre che le TIC scelte siano appropriate e sicure per il paziente.

Assistenza infermieristica basati sulle prove.

Nel vasto mondo della medicina, le pratiche si evolvono a un ritmo mozzafiato. Per garantire la sicurezza del paziente e fornire la migliore assistenza possibile, è essenziale che gli operatori sanitari si affidino a metodi provati e testati. È qui che entra in gioco l'infermieristica basata sull'evidenza. Che cos'è l'assistenza basata sull'evidenza?

L'infermieristica basata sulle evidenze (EBN) si riferisce all'integrazione giudiziosa ed esplicita delle migliori evidenze cliniche della ricerca, combinate con l'esperienza clinica dell'infermiere e con i valori e le preferenze del paziente.

I pilastri del SIBP

Ricerca clinica: è l'elemento fondamentale della SIBP. Gli studi clinici, le revisioni sistematiche, le meta-analisi e gli studi controllati randomizzati forniscono informazioni preziose sull'efficacia degli interventi.

Competenza clinica: anche di fronte alla migliore ricerca, l'esperienza clinica dell'infermiere rimane essenziale per interpretare e applicare questi dati nel contesto specifico di un paziente.

Preferenze del paziente: L'assistenza centrata sul paziente riconosce che in molte situazioni non esiste un'unica risposta 'giusta' e che le preferenze, i valori e le esigenze del paziente devono guidare il piano di assistenza.

L'importanza della SIBP

Miglioramento della qualità dell'assistenza: la SIBP assicura che i pazienti ricevano un'assistenza basata sulle informazioni più aggiornate e rilevanti.

Ridurre le variazioni inutili nella pratica: basandoci sulle prove, possiamo standardizzare l'assistenza per situazioni simili, adattandoci alle esigenze individuali.

Promuovere una cultura di apprendimento continuo: la SIBP incoraggia un atteggiamento di apprendimento continuo, in cui gli infermieri sono sempre alla ricerca delle migliori pratiche.

Implementazione del SIBP
L'adozione di un'assistenza basata sull'evidenza richiede un impegno istituzionale e individuale. Questo include:

Formazione: gli infermieri devono essere formati alla ricerca e alla valutazione critica degli studi.

Accesso alle risorse: la disponibilità di banche dati, riviste e strumenti di valutazione è fondamentale.

Una cultura della domanda: incoraggiare gli infermieri a fare domande, a mettere in discussione le pratiche consolidate e a cercare attivamente dei miglioramenti.

In un panorama medico in continua evoluzione, l'assistenza infermieristica basata sull'evidenza è un faro che guida i professionisti verso la massima qualità di assistenza possibile. Combina l'arte dell'infermiera, la sua esperienza clinica, con il rigore della scienza, per fornire un'assistenza ottimale a ogni paziente.

L'integrazione di pratiche alternative (agopuntura, massaggio, aromaterapia).

La medicina interna, che si basa fondamentalmente su metodi scientifici provati e testati, è tuttavia in costante evoluzione, sempre alla ricerca del meglio per il paziente. In questo viaggio verso una cura ottimale, l'integrazione di pratiche alternative, note anche come medicina complementare, sta diventando sempre più importante. Questi metodi, spesso ancestrali, offrono una visione olistica del paziente, prendendo in considerazione sia il corpo che la mente.

Cosa intendiamo per "pratiche alternative"?
La medicina alternativa o complementare si riferisce a una serie di tecniche e approcci terapeutici che non sono parte integrante della medicina convenzionale. Queste includono l'agopuntura, il massaggio terapeutico, l'aromaterapia, la riflessologia e la meditazione.

Potenziali benefici per i pazienti di medicina interna
 Riduzione del dolore: tecniche come l'agopuntura o il massaggio possono aiutare ad alleviare alcuni tipi di dolore, senza dover ricorrere sistematicamente agli analgesici.

Gestione dello stress e dell'ansia: la meditazione, l'aromaterapia e lo yoga possono essere strumenti eccellenti per aiutare i pazienti a gestire lo stress associato alla malattia o alla degenza in ospedale.

Migliorare il benessere generale: considerando il paziente nel suo insieme, questi approcci possono contribuire a una sensazione generale di benessere e armonia.

Integrazione nell'ambiente ospedaliero
L'integrazione di questi metodi nel contesto della medicina interna richiede un approccio ponderato:

Formazione e consapevolezza: è fondamentale che il personale sia formato e sensibilizzato su queste pratiche, in modo da poterle consigliare in tutta sicurezza.

Lavorare con esperti: il coinvolgimento di specialisti (agopuntori certificati, massaggiatori terapeutici, ecc.) garantisce un trattamento sicuro ed efficace.

Assistenza personalizzata: ogni paziente è unico. La sua disponibilità e le sue esigenze nei confronti delle terapie alternative varieranno, richiedendo un approccio personalizzato.

Precauzioni e considerazioni
Sebbene queste pratiche offrano innegabili vantaggi, è essenziale tenere presente :

Comunicazione: è fondamentale discutere con il paziente le diverse opzioni disponibili, i benefici attesi, ma anche i limiti di questi approcci.

Evitare le interazioni: alcuni oli essenziali utilizzati nell'aromaterapia, ad esempio, possono interagire con i trattamenti medicinali. È quindi necessaria una valutazione rigorosa.

Non sostituire: queste pratiche integrano la medicina convenzionale, non la sostituiscono. La medicina basata sull'evidenza rimane il pilastro del trattamento.

In un mondo medico sempre più aperto all'interdisciplinarità, l'integrazione delle pratiche alternative nella medicina interna simboleggia questo desiderio di offrire un'assistenza completa che rispetti l'individualità di ogni paziente. Combinando scienza e tradizione, modernità e tradizione, la medicina interna sta aprendo la strada a un'assistenza sempre più olistica.

Capitolo 22

FARMACOLOGIA IN MEDICINA INTERNA

I farmaci comunemente utilizzati.

La medicina interna, come specialità medica onnicomprensiva, si occupa della prevenzione, della diagnosi e del trattamento non chirurgico di varie malattie negli adulti. Di conseguenza, una vasta gamma di farmaci viene comunemente utilizzata per gestire una moltitudine di condizioni. Anche se un elenco esaustivo sarebbe scoraggiante, è possibile evidenziare alcuni farmaci comuni, classificati per categoria, che si incontrano spesso in medicina interna.

1. Farmaci cardiovascolari

    Antipertensivi: per regolare la pressione sanguigna. Esempi: ACE-inibitori come il ramipril, beta-bloccanti come il propranololo.

    Anticoagulanti: Per prevenire la formazione di coaguli di sangue. Esempi: warfarin, anticoagulanti orali diretti come rivaroxaban.

    Antiaritmici: regolano il ritmo cardiaco. Esempio: amiodarone.

2. Farmaci endocrinologici

    Antidiabetici: per gestire il diabete. Esempi: metformina, inibitori DPP-4 come sitagliptin.

    Pazienti tiroidei: Come la levotiroxina per i pazienti ipotiroidei.

3. Farmaci per le malattie gastrointestinali

    Antiacidi: per trattare il reflusso gastro-esofageo e le ulcere. Esempio: omeprazolo.

    Antidiarroici: come la loperamide.

4. Farmaci per le malattie polmonari

    Broncodilatatori: per i pazienti asmatici e con BPCO. Esempi: salbutamolo, tiotropio.

    Antinfiammatori: come i corticosteroidi per via inalatoria, budesonide.

5. Farmaci per le malattie renali

Diuretici: come la furosemide, che aiuta ad eliminare i liquidi in eccesso dal corpo.

6. Farmaci per le condizioni neurologiche

Anticonvulsivanti : Per l'epilessia. Esempio: carbamazepina.

Farmaci antiparkinsoniani: Come la levodopa.

7. Anti-infettivi

Antibiotici: come l'amoxicillina o la ciprofloxacina.

Antivirali: come l'oseltamivir per l'influenza.

8. Farmaci per il dolore

Analgesici: come paracetamolo, ibuprofene o oppioidi come la morfina.

9. Farmaci per le condizioni reumatologiche

Farmaci antinfiammatori non steroidei (FANS): per trattare l'infiammazione e il dolore. Esempio: diclofenac.

La medicina interna è caratterizzata dall'ampia gamma di malattie che tratta, e questo si riflette nella diversità dei farmaci comunemente utilizzati. È essenziale che gli infermieri e gli internisti conoscano questi farmaci, le loro indicazioni, i dosaggi, le potenziali interazioni e gli effetti collaterali, al fine di garantire la migliore assistenza al paziente.

Gestione interazioni farmacologiche.

In medicina interna, i pazienti presentano spesso patologie multiple che richiedono un trattamento polifarmacologico, il che aumenta il rischio di interazioni farmacologiche. Un'interazione farmacologica si verifica quando l'effetto di un farmaco viene modificato dalla presenza di un altro farmaco, cibo, bevanda o condizione ambientale. Queste interazioni possono potenzialmente essere benefiche, dannose o neutralizzare l'effetto del farmaco.

1. Riconoscimento delle interazioni potenziali

Fonti comuni di interazioni: alcuni farmaci hanno maggiori probabilità di causare interazioni rispetto ad altri. Ad esempio, gli anticoagulanti, gli antipertensivi, gli antiepilettici e alcuni antidepressivi.

Strumenti e risorse: l'uso di database elettronici di farmaci o di applicazioni specifiche può aiutare a identificare rapidamente le potenziali interazioni.

2. Valutazione clinica delle interazioni

Gravità: non tutte le interazioni farmacologiche sono clinicamente significative. È fondamentale valutare se l'interazione può causare danni al paziente.

Beneficio vs. Rischio: in alcuni casi, nonostante un'interazione nota, il beneficio della combinazione di farmaci può superare i rischi, a condizione che la combinazione sia attentamente monitorata.

3. Strategie di gestione

Regolazione delle dosi: se due farmaci interagiscono, può essere possibile regolare la dose di uno o di entrambi i farmaci per evitare effetti indesiderati.

Cambiare l'orario di somministrazione: la somministrazione di farmaci in momenti diversi della giornata può talvolta minimizzare la loro interazione.

Aumento del monitoraggio: alcuni farmaci richiedono un monitoraggio regolare dei parametri clinici o degli esami di laboratorio per monitorare gli effetti dell'interazione.

Educazione del paziente: informare i pazienti sui potenziali segni e sintomi di un'interazione farmacologica può portare a una diagnosi precoce.

Comunicazione interprofessionale: una comunicazione fluida tra medici, infermieri, farmacisti e altri operatori sanitari è essenziale per gestire e prevenire efficacemente le interazioni farmacologiche.

4. Prevenire le interazioni

Revisione regolare dei farmaci: È fondamentale rivedere regolarmente la lista dei farmaci del paziente, soprattutto quando un farmaco viene aggiunto o ritirato.

Consulenza farmaceutica: i farmacisti sono formati per individuare e gestire le interazioni farmacologiche. La loro esperienza può essere preziosa.

La gestione delle interazioni farmacologiche è un aspetto vitale dell'assistenza in medicina interna. A causa della complessità dei pazienti e dei loro trattamenti, un approccio proattivo, educativo e collaborativo è essenziale per garantire un'assistenza sicura ed efficace.

Farmacogenetica
e la medicina personalizzata.

L'avvento della medicina personalizzata ha trasformato radicalmente il modo in cui vengono trattati i pazienti di medicina interna. Al centro di questa rivoluzione c'è la farmacogenetica, una disciplina che studia come le variazioni genetiche di una persona influenzano la sua risposta ai farmaci.

1. Che cos'è la farmacogenetica?

Definizione: la farmacogenetica si concentra sul modo in cui le variazioni genetiche individuali influenzano la risposta ai farmaci, consentendo una terapia più mirata e precisa.

Geni e farmaci: Molti geni possono influenzare il modo in cui una persona assimila, utilizza o reagisce a un determinato farmaco.

2. Perché è rivoluzionario?

Trattamento individualizzato: grazie alla farmacogenetica, i farmaci possono essere adattati in modo specifico alla genetica di una persona, offrendo un approccio terapeutico più preciso e con minori probabilità di causare effetti avversi.

Ridurre gli effetti collaterali: comprendendo come una persona metabolizza un farmaco, è possibile ridurre il rischio di effetti collaterali gravi.

Ottimizzazione della dose: la farmacogenetica può aiutare a determinare la dose ottimale per un individuo, garantendo l'efficacia e riducendo il rischio di sovradosaggio.

3. Applicazioni in medicina interna

Malattie cardiovascolari: adattare gli anticoagulanti e le statine ai fattori genetici per minimizzare i rischi e massimizzare i benefici.

Disturbi psichiatrici: selezione di antidepressivi o antipsicotici in base al profilo genetico per migliorare i risultati e ridurre gli effetti collaterali.

Dolore: gestione personalizzata del dolore, in particolare con gli oppioidi, per evitare la sovra- o sotto-medicazione.

Malattie autoimmuni e infiammatorie: ottimizzazione degli immunosoppressori e dei biologici in base alla risposta attesa in base al profilo genetico.

4. Sfide e considerazioni etiche

Accesso: i test genetici possono essere costosi e non sempre vengono rimborsati dall'assicurazione.

Privacy: la protezione delle informazioni genetiche e la garanzia che non vengano utilizzate in modo discriminatorio sono fondamentali.

Comprensione: garantire un'adeguata educazione dei pazienti e degli operatori sanitari sulla farmacogenetica è essenziale per un uso efficace.

5. Il futuro della farmacogenetica nella medicina interna

Ricerca in corso: con la scoperta di un numero sempre maggiore di variazioni genetiche, l'applicazione della farmacogenetica continuerà ad espandersi.

Integrazione tecnologica: la combinazione di cartelle cliniche elettroniche avanzate con database farmacogenetici può facilitare la medicina personalizzata su larga scala.

La farmacogenetica incarna il futuro della medicina interna, offrendo un'assistenza personalizzata in base all'individualità genetica di ogni paziente. Anche se rimangono delle sfide, i potenziali benefici per la salute dei pazienti sono immensi e porteranno a trattamenti più efficaci e sicuri.

Capitolo 23

L'INFERMIERA AFFRONTARE LE SITUAZIONI ETICHE

Casi di coscienza.

Nella medicina, in particolare nella medicina interna, gli operatori sanitari si trovano regolarmente di fronte a dilemmi etici che sfidano la loro coscienza. Queste situazioni, note come casi di coscienza, vanno al cuore dei valori personali, professionali e sociali.

1. Natura dei casi di coscienza

I casi di coscienza si verificano quando le scelte mediche sono in conflitto con i principi etici, morali o legali. Ad esempio, decidere se continuare o interrompere il trattamento per un paziente malato terminale, o scegliere tra due pazienti per l'assegnazione di un organo per il trapianto.

2. Alcuni esempi di dilemmi

- **Eccesso terapeutico:** fino a che punto dobbiamo spingerci nel trattamento di un paziente gravemente malato? Quando un intervento è più dannoso che benefico?
- **Consenso informato:** come si può ottenere un vero consenso quando il paziente non è in grado di comprendere la sua situazione medica?
- **Riservatezza:** cosa si deve fare quando un paziente adulto chiede di non informare la sua famiglia di una diagnosi grave, come il cancro?
- **Rifiuto del trattamento: come** dobbiamo reagire quando i pazienti rifiutano un trattamento salvavita o di prolungamento della vita, in particolare a causa delle loro convinzioni religiose?

3. L'importanza del dialogo

Di fronte a questi dilemmi, il dialogo è essenziale. Questo comporta una discussione con il paziente e la sua famiglia, oltre che con l'équipe medica. Questo scambio ci aiuta a comprendere meglio le questioni in gioco e le prospettive di ognuno, e a cercare di trovare un consenso o, per lo meno, un modo di procedere che sia accettabile per tutte le parti coinvolte.

4. Comitati etici
Molti ospedali hanno istituito dei comitati etici. Questi comitati sono composti da operatori sanitari, avvocati, filosofi e talvolta da rappresentanti dei pazienti. Il loro ruolo è quello di fornire consigli e raccomandazioni su casi di coscienza e dilemmi etici presentati dagli operatori sanitari.

5. Formazione in etica medica
Per preparare gli operatori sanitari a questi dilemmi, la formazione in etica medica viene sempre più incorporata nei curricula di medicina. L'obiettivo è dare a medici e infermieri gli strumenti necessari per pensare e agire in modo etico di fronte alle sfide della loro pratica.

I casi di coscienza sono inerenti alla pratica medica. Sebbene ogni situazione sia unica, tutte chiamano in causa i valori profondi del curante, del paziente e della società nel suo complesso. Di fronte a questi dilemmi, l'ascolto, il dialogo e la riflessione etica sono essenziali per prendere decisioni informate che rispettino la dignità umana.

Il processo decisionale etico.

Il processo decisionale in medicina è un processo complesso, che richiede non solo conoscenze scientifiche e cliniche, ma anche una riflessione etica. In medicina interna, dove i pazienti presentano spesso problemi complessi e multisistemici, il processo decisionale etico è di fondamentale importanza.

1. Che cos'è il processo decisionale etico?
Il processo decisionale etico consiste nel riflettere sui valori morali che guidano le nostre azioni e decisioni. Entra in gioco quando sono possibili diverse scelte e ognuna di esse ha diverse implicazioni etiche.

2. I quattro principi dell'etica medica
Il processo decisionale etico in medicina si basa spesso su quattro principi fondamentali:

Beneficenza: agire nell'interesse del paziente.

Non-maleficenza: non danneggiare o evitare di danneggiare il paziente.

Autonomia: rispettare il diritto dei pazienti di prendere le proprie decisioni sulla loro salute.

Giustizia: trattare i pazienti in modo equo e distribuito.

3. Le sfide del processo decisionale etico in medicina interna

Complessità clinica: i pazienti di medicina interna hanno spesso problemi medici complessi, che rendono più difficile il processo decisionale e richiedono un approccio globale.

Diversità di valori: i pazienti, le famiglie e gli assistenti possono avere convinzioni, valori e aspettative diverse, che possono portare a dilemmi etici.

Limiti delle risorse: in un contesto di risorse limitate, come possiamo garantire una distribuzione equa delle cure?

4. Deliberazione etica
Quando ci si trova di fronte a un dilemma etico, la deliberazione è essenziale. Questo comporta :

Raccogliere informazioni: comprendere il contesto medico, sociale e personale del paziente.

Riflessione: soppesare i benefici e i rischi di ciascuna opzione, tenendo conto dei principi etici.

Dialogo: parlare con il paziente, la famiglia e l'équipe sanitaria per condividere le prospettive, comprendere i problemi e cercare di raggiungere un consenso.

5. Comitati etici
Di fronte a dilemmi etici complessi, i comitati etici possono offrire un'esperienza preziosa. Questi comitati multidisciplinari forniscono consigli, raccomandazioni e talvolta mediazione per aiutare i team sanitari a navigare nelle acque torbide dei dilemmi etici.

Il processo decisionale etico è al centro della medicina interna. Richiede un'attenta riflessione, una comprensione del paziente nel suo complesso e la capacità di orientarsi tra i principi etici, le esigenze del paziente e le realtà cliniche e organizzative. L'obiettivo finale è sempre quello di garantire il benessere del paziente, nel rispetto dei suoi diritti e della sua dignità.

Comitati etici ospedalieri.

Navigare nelle complessità del processo decisionale in campo medico richiede spesso qualcosa di più della semplice conoscenza medica. È qui che entrano in gioco i comitati etici ospedalieri. Agiscono come fari, illuminando la strada attraverso acque talvolta torbide, offrendo una guida etica quando le scelte mediche incontrano dilemmi morali.

1. Che cos'è un comitato etico ospedaliero?
Un comitato etico ospedaliero è un gruppo multidisciplinare di professionisti sanitari, filosofi, avvocati e talvolta anche membri del pubblico, che si riunisce per

discutere e dare consigli su questioni etiche complesse relative all'assistenza ai pazienti.

2. Il ruolo dei comitati etici

Consulenza etica: fornire raccomandazioni su casi specifici presentati dal personale sanitario o dalla direzione.

Formazione: organizzare la formazione del personale sui principi etici e sulla loro applicazione pratica.

Politica: partecipare alla stesura di linee guida e protocolli su questioni etiche.

Ricerca: garantire la supervisione etica dei progetti di ricerca clinica condotti presso l'ospedale.

3. Il valore della deliberazione collettiva

I comitati etici traggono la loro forza dalla loro natura collettiva. Riunendo persone di diverse discipline, offrono una pluralità di prospettive, consentendo un'analisi approfondita delle situazioni etiche.

4. Dilemmi comuni

Fine della vita: decisioni relative alla sospensione o alla continuazione del trattamento.

Consenso: situazioni in cui il paziente non può dare il consenso.

Risorse limitate: allocazione delle risorse in situazioni di scarsità.

Conflitti tra i pazienti e il team di cura: disaccordi sui piani di trattamento.

5. Le sfide che i comitati etici devono affrontare

Diversità di opinioni: gestire e rispettare le diverse prospettive.

Temporalità: prendere decisioni in situazioni di emergenza.

Limiti del loro ruolo: le commissioni forniscono consulenza, ma non prendono decisioni cliniche.

6. L'ambito dei comitati etici
Sebbene il loro ruolo sia consultivo, il loro impatto è di vasta portata. I comitati etici aiutano a rafforzare la cultura etica all'interno degli ospedali, fornendo un forum per il dialogo e la riflessione su questioni talvolta delicate.

Nel complesso mondo della medicina moderna, dove tecnologia, umanità ed etica si intersecano costantemente, i comitati etici ospedalieri svolgono un ruolo essenziale. Assicurano che, anche nelle situazioni più difficili, la bussola morale rimanga puntata verso il miglior interesse del paziente, nel rispetto dei principi etici e della dignità umana.

Capitolo 24

GESTIONE DEL RISCHIO IN MEDICINA INTERNA

Identificare e prevenire situazioni di rischio.

Nel contesto della medicina interna, ogni infermiere si trova ad affrontare un flusso costante di situazioni diverse. Alcune sono di routine, altre urgenti, ma tutte richiedono una vigilanza costante per identificare e prevenire le situazioni di rischio. Questi momenti critici possono avere un impatto sulla salute o addirittura sulla vita del paziente, ma con la giusta formazione e consapevolezza, possono essere anticipati ed evitati.

1. Riconoscere i segnali di pericolo
Qualsiasi infermiere esperto le dirà che la capacità di riconoscere anche un sottile cambiamento in un paziente è essenziale. Che si tratti di una variazione della frequenza cardiaca, di un cambiamento del colore della pelle o di un'alterazione della coscienza, questi indizi possono essere i primi segnali di un deterioramento imminente.

2. L'importanza dell'ascolto
L'ascolto attivo dei pazienti è fondamentale. A volte il paziente può esprimere un disagio o un sintomo che, sebbene possa sembrare minore, è in realtà il primo segno di una complicazione.

3. Strumenti di valutazione
L'uso regolare di strumenti di valutazione standardizzati, come le scale del dolore o i punteggi di valutazione neurologica, può aiutare a oggettivare e monitorare le condizioni del paziente, consentendo di individuare precocemente le situazioni di rischio.

4. Lavorare a stretto contatto con il team
La condivisione di informazioni tra infermieri, medici e altri membri del team sanitario è fondamentale. Le informazioni che sembrano insignificanti in un contesto possono

rivelarsi cruciali in un altro. Le riunioni e le comunicazioni del team sono il momento ideale per condividere queste osservazioni.

5. Ulteriore formazione
La medicina è in continua evoluzione. Gli infermieri devono tenersi aggiornati sulle ultime raccomandazioni, tecniche e protocolli per anticipare i rischi associati ai nuovi trattamenti o alle malattie emergenti.

6. Simulazioni ed esercizi pratici
Le simulazioni di scenari ad alto rischio, come un'emorragia o un arresto cardiaco, possono aiutare a preparare il team ad agire rapidamente ed efficacemente in situazioni reali.

7. L'importanza dell'ambiente
Un ambiente ben organizzato, pulito e sicuro può ridurre significativamente il rischio di errori medici. Ciò include una corretta gestione dei farmaci, una chiara indicazione delle aree a rischio e la fornitura di dispositivi di protezione.

8. L'approccio proattivo
Invece di aspettare che si verifichi un problema, adottare un approccio proattivo significa che molte situazioni di rischio possono essere anticipate e prevenute. Ciò include controlli regolari delle apparecchiature, una valutazione continua dei pazienti ad alto rischio e l'implementazione di protocolli preventivi.

Prevenire le situazioni di rischio in medicina interna è una sottile miscela di scienza, istinto ed esperienza. È una sfida costante, ma con la giusta formazione, la stretta collaborazione con il team di cura e la costante vigilanza, gli infermieri svolgono un ruolo decisivo per la sicurezza e il benessere del paziente.

Protocolli di segnalazione.

In ambito ospedaliero, la segnalazione di eventi avversi, errori medici o situazioni potenzialmente pericolose è fondamentale per garantire la sicurezza del paziente e la qualità dell'assistenza. In medicina interna, dove i pazienti possono presentare patologie complesse e co-morbilità multiple, l'implementazione di protocolli di segnalazione efficaci è ancora più essenziale.

1. Obiettivi dei protocolli di rendicontazione
L'obiettivo principale dei protocolli di segnalazione non è quello di punire, ma di identificare, comprendere e prevenire il verificarsi di situazioni simili in futuro. Essi consentono di :
   Migliorare la qualità dell'assistenza.
   Identificare le aree a rischio.
   Promuovere una cultura della sicurezza e della trasparenza.

2. Tipi di eventi da segnalare
È possibile segnalare una serie di eventi:
   Errori di medicazione (dose sbagliata, farmaco sbagliato).
   Complicazioni post-intervento.
   Errori diagnostici.
   Problemi con le apparecchiature mediche.
   Incidenti di sicurezza dei pazienti (cadute, fughe).
   Qualsiasi altro evento insolito o preoccupante.

3. Procedure di segnalazione
Il processo di segnalazione deve essere chiaro e accessibile a tutti gli operatori sanitari:
   Utilizzo di moduli standardizzati.
   Possibilità di segnalazione anonima per incoraggiare la segnalazione senza timore di ripercussioni.

Sistemi computerizzati per facilitare la raccolta e l'analisi dei dati.

4. Elaborazione degli avvisi

Una volta fatta una segnalazione, deve essere messa in atto una procedura chiara per gestirla:

Analisi dell'evento da parte di un team dedicato (solitamente composto da medici, infermieri, farmacisti, ecc.).

Valutazione della gravità dell'incidente e del suo impatto.

Suggerimento di misure correttive o preventive.

Follow-up delle raccomandazioni e valutazione della loro efficacia.

5. Comunicazione

La comunicazione sugli eventi segnalati è essenziale:

Informare i pazienti e le loro famiglie, in modo del tutto trasparente, quando si verifica un incidente che riguarda la loro assistenza.

Organizzare sessioni di feedback all'interno dell'équipe sanitaria per condividere le lezioni apprese dagli incidenti.

6. Formazione e sensibilizzazione

Per garantire l'efficacia del sistema, sono essenziali sessioni di formazione regolari sull'importanza del reporting e su come farlo.

7. Valutazione e aggiornamento

È fondamentale valutare regolarmente l'efficacia dei protocolli di segnalazione in atto e adattarli alle esigenze individuate.

I protocolli di segnalazione sono uno strumento essenziale per garantire la sicurezza del paziente in medicina interna. Non solo consentono di identificare gli errori e di porvi rimedio, ma aiutano anche a creare una cultura della sicurezza in cui ogni professionista si sente coinvolto e responsabile.

Revisioni della morbilità e della mortalità.

Nel mondo medico, le revisioni di morbilità e mortalità (MMR) sono incontri clinici progettati per analizzare, in modo collegiale, i casi di pazienti che hanno subito complicazioni o sono morti, con l'obiettivo di trarre insegnamenti e migliorare la qualità dell'assistenza. Queste revisioni sono essenziali per il miglioramento continuo dell'assistenza ai pazienti.

1. Obiettivi del RMM
'Lobiettivo principale delle MMR è quello di trasformare gli errori medici, le complicazioni o i decessi in opportunità di apprendimento per l'intero team sanitario. Più specificamente, consentono di :
- Identificare le cause delle complicazioni o del decesso.
- Valutare la qualità dell'assistenza medica.
- Identificare i fattori che contribuiscono agli eventi avversi.
- Proporre e attuare azioni di miglioramento.

2. Conduzione di un MMR
Il processo RMM è generalmente strutturato come segue:
- **Preselezione dei casi**: I casi da discutere sono generalmente scelti per la loro gravità, per la loro natura insolita o perché presentano un'opportunità di apprendimento.
- **Presentazione del caso**: Un operatore sanitario (spesso un medico o un chirurgo) presenta un riassunto dettagliato del caso, compresa l'anamnesi, il trattamento somministrato, i progressi del paziente e le eventuali complicazioni insorte.

Discussione: il team discute gli aspetti del caso, pone domande e identifica le aree di miglioramento o gli errori che potrebbero essere stati commessi.

Raccomandazioni e piano d'azione: dopo la discussione, vengono formulate delle raccomandazioni e viene elaborato un piano d'azione per evitare che eventi simili si verifichino in futuro.

3. Un ambiente attento e costruttivo

'Latmosfera degli RMM deve essere costruttiva. L'obiettivo non è quello di biasimare, ma di capire e imparare. La buona volontà e la non-punitività sono essenziali per incoraggiare la partecipazione attiva e onesta di tutti i membri.

4. L'importanza della documentazione

È fondamentale documentare le discussioni e le raccomandazioni delle MMR per monitorare l'attuazione delle azioni di miglioramento, ma anche per conservare una registrazione delle discussioni per motivi legali o etici.

5. Diffusione di informazioni

Le lezioni apprese dalle MMR non devono essere limitate a coloro che vi partecipano. Le lezioni devono essere condivise in tutta l'istituzione, e anche oltre, per garantire un miglioramento continuo della qualità dell'assistenza.

Le analisi di morbilità e mortalità sono uno strumento prezioso per le strutture sanitarie che desiderano adottare un approccio proattivo per migliorare la qualità dell'assistenza. Promuovono una cultura medica trasparente, incentrata sull'apprendimento collettivo e sul miglioramento continuo dell'assistenza ai pazienti.

Capitolo 25

L'EVOLUZIONE E LA OPPORTUNITÀ DI CARRIERA

Specializzazione in medicina interna.

La medicina interna è spesso descritta come "la medicina degli adulti in tutta la sua complessità". Si occupa di malattie complesse o rare che richiedono competenze specifiche. Ma cosa significa realmente specializzarsi in medicina interna e perché è così importante?

1. Comprendere la medicina interna
La medicina interna è una specialità medica che si concentra sulla cura olistica degli adulti. Non si limita a una parte del corpo o a un tipo di malattia, ma si concentra invece sulla diagnosi, sul trattamento e sulla prevenzione delle malattie negli adulti, in particolare quando coesistono diverse condizioni.

2. Un processo di formazione rigoroso
La specializzazione in medicina interna richiede una rigorosa formazione post-laurea. Dopo aver conseguito la laurea in medicina, i futuri internisti generalmente seguono diversi anni di formazione che combinano teoria, pratica clinica, ricerca e talvolta anche sottospecializzazione in campi come la reumatologia, l'endocrinologia o la nefrologia.

3. L'arte della diagnosi
I medici internisti sono spesso considerati dei "detective medici". Grazie alla loro formazione approfondita, sono in grado di risolvere casi medici complessi o enigmatici. La specializzazione in medicina interna fornisce quindi gli strumenti necessari per effettuare diagnosi accurate, anche nelle situazioni più confuse.

4. Gestione di condizioni multi-malattia
Con l'aumento dell'aspettativa di vita, molti pazienti presentano diverse patologie croniche contemporaneamente. Grazie alla loro formazione olistica, gli internisti sono particolarmente adatti a gestire questi casi multi-malattia.

5. Collaborazione multidisciplinare

La natura complessa della medicina interna significa che gli internisti lavorano spesso a stretto contatto con altri specialisti. Questi possono includere chirurghi, radiologi, farmacisti e persino specialisti della salute mentale.

6. Ricerca e innovazione

La medicina interna è all'avanguardia nella ricerca medica. Molti internisti sono attivamente coinvolti nella ricerca clinica, contribuendo a far progredire le conoscenze mediche e a migliorare l'assistenza per tutti.

7. Sottospecializzazioni

Nel corso degli anni, alcuni internisti possono scegliere di concentrarsi ancora di più su una particolare area della medicina interna, diventando esperti in campi come l'immunologia, la cardiologia o le malattie infettive.

La specializzazione in Medicina Interna è un impegno profondo nella comprensione e nel trattamento della complessità medica. È un percorso impegnativo ma gratificante, con il potenziale di cambiare la vita dei pazienti che devono affrontare sfide mediche complesse.

Ricerca e innovazione.

Fin dalle sue origini, la medicina è stata un campo in costante evoluzione. È grazie alla ricerca e all'innovazione che sono stati fatti grandi progressi, allungando la durata e la qualità della vita di milioni di persone. Nel contesto della medicina interna, la ricerca e l'innovazione svolgono un ruolo fondamentale, plasmando il panorama medico e offrendo nuove prospettive di cura.

1. Una ricerca incessante della conoscenza

La ricerca medica è la base su cui si fondano tutti i progressi della medicina. Ci fornisce risposte a domande fondamentali, ci fa comprendere meglio i meccanismi delle malattie e guida lo sviluppo di nuove terapie. Nella medicina interna, con il suo ampio spettro di malattie, la ricerca è onnipresente, dagli studi epidemiologici alle sperimentazioni cliniche.

2. L'era della medicina personalizzata

L'innovazione tecnologica, in particolare la genomica, ha aperto la strada alla medicina personalizzata. Grazie ai progressi della ricerca, oggi è possibile adattare i trattamenti al profilo genetico di ogni paziente. Questo approccio su misura migliora l'efficacia dei trattamenti e riduce gli effetti collaterali.

3. Tecnologie per la diagnosi

L'innovazione non è solo farmacologica. Vengono regolarmente sviluppate apparecchiature diagnostiche sempre più precise e rapide, che forniscono agli internisti strumenti essenziali per fare diagnosi accurate. L'imaging medico, ad esempio, ha subito grandi rivoluzioni con tecniche come la risonanza magnetica funzionale e la tomografia a emissione di positroni (PET).

4. Digitalizzazione dell'assistenza sanitaria

L'era digitale ha portato la sua parte di innovazioni, tra cui le cartelle cliniche elettroniche, la telemedicina e le applicazioni mediche. Questi strumenti facilitano la comunicazione, il monitoraggio del paziente e l'accesso alle informazioni, rendendo l'assistenza più efficiente e appropriata.

5. Collaborazione interdisciplinare

Le sfide complesse della medicina moderna richiedono un approccio collaborativo. L'innovazione spesso nasce dalla fusione di competenze provenienti da campi diversi: biologi, chimici, informatici, ingegneri e medici uniscono le forze per progettare le soluzioni di domani.

6. Le sfide etiche dell'innovazione

Ogni progresso medico solleva una serie di questioni etiche. La ricerca e l'innovazione devono quindi essere sempre condotte con cautela, tenendo conto delle implicazioni morali e sociali delle scoperte.

La ricerca e l'innovazione in medicina interna sono più vitali che mai. Sono la forza trainante dello sviluppo delle cure, consentendoci di affrontare le sfide mediche di oggi e di domani. Ogni scoperta, ogni innovazione, rafforza l'arsenale terapeutico degli internisti e apre nuove prospettive per i pazienti di tutto il mondo.

Formazione continua.

In medicina, l'unica costante è il cambiamento. Man mano che le tecnologie si evolvono, le nuove ricerche fanno luce e le malattie cambiano, gli operatori sanitari sono chiamati ad adattarsi. Al centro di questa evoluzione c'è la formazione continua, che assicura che i professionisti rimangano all'avanguardia nel loro campo e offrano un'assistenza della massima qualità.

1. Rispondere a un mondo medico in evoluzione
La medicina non è statica. Tra sviluppi tecnologici, scoperte scientifiche e nuove raccomandazioni cliniche, le informazioni di dieci anni fa possono diventare obsolete o addirittura errate. La formazione continua consente ai professionisti di rimanere informati e competenti nella loro pratica quotidiana.

2. Rafforzare l'eccellenza clinica
L'aggiornamento regolare delle competenze cliniche è essenziale per garantire un'assistenza di qualità. Ad esempio, nuove tecniche chirurgiche o approcci terapeutici innovativi possono migliorare significativamente i risultati dei pazienti. Familiarizzare con questi progressi attraverso la formazione continua è essenziale per qualsiasi professionista impegnato a raggiungere l'eccellenza.

3. Coltivare la multidisciplinarità
La medicina interna è, per sua natura, un campo interdisciplinare. La formazione continua offre agli internisti l'opportunità di conoscere le specialità correlate, favorendo

una migliore comprensione complessiva del paziente e un approccio olistico alla cura.

4. Adattarsi agli sviluppi normativi ed etici

Al di là degli aspetti puramente clinici, la medicina è regolata da standard normativi ed etici in costante evoluzione. La formazione continua consente agli operatori sanitari di tenersi aggiornati sulle ultime linee guida, garantendo così che la loro pratica sia conforme ed etica.

5. Promuovere la ricerca e l'innovazione

Partecipare ai corsi di formazione può anche stimolare l'interesse per la ricerca clinica, incoraggiando i professionisti a partecipare agli studi, a testare nuovi approcci o a collaborare con esperti di altri settori.

6. Benessere professionale

Oltre alle competenze tecniche, la formazione continua può riguardare anche aspetti come la gestione dello stress, la comunicazione paziente-caregiver e l'equilibrio tra lavoro e vita privata. Questa formazione è fondamentale per garantire il benessere degli assistenti e, in ultima analisi, la qualità dell'assistenza fornita.

La formazione continua è molto più di un obbligo professionale. È un impegno verso l'eccellenza, una promessa ai pazienti e un riconoscimento del dinamismo intrinseco della medicina. Nella medicina interna, un campo vasto e complesso, questo impegno assume un'importanza particolare, garantendo un'assistenza moderna, etica e di alta qualità.

Conclusione

Il futuro della medicina interna e il ruolo dell'infermiere.

Per sua natura, la medicina interna comprende un'ampia varietà di patologie e situazioni cliniche. Al crocevia di diverse specialità, è all'avanguardia negli sviluppi medici, tecnologici e sociali. Mentre l'internista è spesso visto come il direttore d'orchestra di questa vasta disciplina, l'infermiere svolge il prezioso ruolo di pilastro centrale, garantendo la fluidità e l'efficienza delle cure. Alla vigilia di nuove rivoluzioni mediche, come si evolverà la medicina interna e quale sarà il ruolo degli infermieri?

1. Di fronte all'invecchiamento della popolazione
Con l'aumento dell'aspettativa di vita, sempre più pazienti anziani si rivolgono alla medicina interna, spesso affetti da più malattie contemporaneamente. In questo contesto, gli infermieri svolgono un ruolo cruciale nell'assistenza globale di questi pazienti, combinando le competenze tecniche con l'ascolto e l'umanità.

2. L'ascesa delle nuove tecnologie
La telemedicina, l'intelligenza artificiale e i dispositivi connessi stanno rivoluzionando il modo in cui viene erogata l'assistenza sanitaria. Gli infermieri sono in prima linea quando si tratta di integrare questi strumenti nella loro pratica, assicurando una trasmissione di informazioni di alta qualità e garantendo un uso ottimale a beneficio del paziente.

3. Un approccio incentrato sul paziente
La medicina sta diventando sempre più personalizzata, tenendo conto non solo della malattia, ma anche e soprattutto del paziente nel suo insieme. L'infermiere, grazie al suo contatto privilegiato e costante con il paziente, diventa il garante di questo approccio olistico, avendo cura di considerare l'individuo prima della patologia.

4. Cambiamento delle competenze e delle responsabilità

L'infermiere moderno è molto lontano dall'immagine stereotipata del passato. Dotato di competenze avanzate, è chiamato a lavorare a stretto contatto con l'internista, partecipando attivamente alla definizione della diagnosi, all'attuazione del piano di cura e alla valutazione dei risultati. Questa maggiore responsabilità richiede una formazione continua adeguata e approfondita.

5. Affrontare le sfide della società

Dalle questioni etiche alle sfide poste dalle disuguaglianze sanitarie, per non parlare della necessità di una comunicazione trasparente e rispettosa, gli infermieri sono spesso in prima linea. Il loro ruolo si estende ben oltre l'assistenza tecnica, rendendoli un attore importante nella relazione tra paziente e curante e un pilastro della fiducia tra ospedale e paziente.

Il futuro della medicina interna prende forma ogni giorno, sotto la spinta dei continui progressi e delle sfide di una società in evoluzione. Al centro di questi sviluppi, gli infermieri stanno costantemente rafforzando il loro ruolo, affermando il loro posto essenziale all'interno del team medico. Più che un semplice operatore, gli infermieri sono i garanti di una medicina umana, efficace e orientata al futuro.

L'importanza dell'adattamento e l'aggiornamento continuo.

In un mondo dinamico e in evoluzione come quello dell'assistenza sanitaria, l'adattamento e l'aggiornamento delle competenze non è solo consigliato, ma è vitale. Sebbene la vocazione primaria della medicina sia quella di curare, per rimanere rilevante deve anche abbracciare i cambiamenti tecnologici, scientifici e sociali che la plasmano continuamente.

1. Un mondo medico in costante evoluzione

La medicina è un campo in cui le innovazioni emergono a un ritmo frenetico. Emergono nuove malattie, vengono messi in discussione vecchi protocolli, si scoprono trattamenti rivoluzionari e si sviluppano tecnologie all'avanguardia. Di fronte a questa dinamica inarrestabile, rimanere statici significa rimanere indietro o addirittura diventare obsoleti.

2. Miglioramento della qualità dell'assistenza

L'adattamento e l'aggiornamento continui consentono agli operatori sanitari di offrire un'assistenza di migliore qualità. Tenendosi al passo con gli ultimi progressi, possono adottare le migliori pratiche, riducendo al minimo i rischi per i pazienti e massimizzando le possibilità di successo terapeutico.

3. L'importanza dell'etica medica

Gli sviluppi della conoscenza e della tecnologia sollevano nuovi dilemmi etici. È quindi fondamentale che gli operatori sanitari si tengano aggiornati sui dibattiti e sulle discussioni etiche, in modo da poter prendere decisioni informate che rispettino la dignità e i diritti dei pazienti.

4. Fiducia del paziente

I pazienti sono sempre più informati e hanno accesso a una pletora di informazioni via Internet. Si aspettano giustamente che il loro curante sia all'avanguardia nella conoscenza. L'adattamento e l'aggiornamento continui sono quindi essenziali per mantenere la fiducia del paziente e rafforzare la relazione terapeutica.

5. Una sfida professionale e personale

Al di là dell'aspetto puramente medico, l'adattamento continuo è anche una questione di sviluppo professionale e personale. Consente ai caregiver di rimanere motivati, impegnati e appassionati al loro lavoro. Inoltre, offre loro l'opportunità di sviluppare la propria carriera, di assumere nuove responsabilità e di raggiungere il loro pieno potenziale.

L'adattamento e l'aggiornamento continuo non sono solo concetti di moda nel mondo medico. Riflettono un impegno profondo nella vocazione all'assistenza. Abbracciando questi principi, gli operatori sanitari non solo assicurano la migliore assistenza possibile ai loro pazienti, ma si garantiscono anche una carriera ricca, progressiva e profondamente soddisfacente.

Glossario dei termini medici.

Anamnesi: raccolta e analisi delle informazioni fornite dal paziente sulla sua storia medica e su quella della sua famiglia.

Antibiotico: farmaco utilizzato per trattare le infezioni batteriche.

Benigno: non pericoloso per la vita. Spesso si contrappone a "maligno", una terminologia spesso utilizzata per i tumori o i cancri.

Catetere: tubo sottile e flessibile inserito in un vaso sanguigno o in una cavità del corpo per somministrare o prelevare liquidi.

Scompenso: peggioramento di una malattia cronica.

Eziologia: studio delle cause di una malattia.

Emorragia: perdita di sangue anormalmente abbondante.

Infiammazione: reazione dell'organismo a una lesione o a un'infezione, generalmente caratterizzata da rossore, calore, gonfiore e dolore.

Lesione: alterazione del tessuto causata da una malattia o da un trauma.

Metastasi: diffusione di una malattia, in particolare del cancro, dal suo sito di origine ad altre parti del corpo.

Neuropatia: malattia o disfunzione dei nervi.

Oncologia: branca della medicina che studia e tratta il cancro.

Patologia: studio delle malattie.

Remissione: riduzione o scomparsa dei segni e dei sintomi di una malattia.

Sintomo: manifestazione di una malattia o di un disturbo avvertita da un paziente.

Tachicardia: accelerazione della frequenza cardiaca.

Ulcera: lesione aperta, spesso dolorosa, che si forma sulla pelle o sulle membrane mucose.

Vaccino: sostanza introdotta nell'organismo per indurre l'immunità contro una malattia specifica.

Xeno-: prefisso che significa "straniero", come in xenotrapianto (trapianto di organi da una specie all'altra).

Zoonosi: malattia trasmissibile dagli animali all'uomo.

Questo glossario è lungi dall'essere completo, poiché il campo medico è vasto e in continua evoluzione. È sempre utile consultare un dizionario medico specializzato o un professionista della salute per avere definizioni precise e aggiornate.

Risorse aggiuntive
per la formazione continua.

La formazione continua è essenziale per gli operatori sanitari, per tenersi aggiornati sugli ultimi progressi, metodi e protocolli medici. Ecco un elenco di risorse per aiutare i professionisti a proseguire la loro formazione:

- Associazioni professionali e sindacati:
    - Ordine Nazionale degli Infermieri.
    - Società di Medicina Interna.
    - Collège National des Généralistes Enseignants.
- Conferenze e workshop :
    - Conferenze nazionali e internazionali relative alla medicina interna o alla specialità in questione.
    - Workshop pratici per migliorare alcune competenze.
- Giornali e riviste mediche :
    - The Lancet
    - New England Journal of Medicine
    - Giornale di Medicina Interna
- Università e scuole di medicina :
    - Moduli di formazione continua offerti dalle istituzioni accademiche.
    - Programmi di master e di dottorato per un'ulteriore specializzazione.
- Corsi online :
    - Siti come Coursera, Udemy e EdX offrono corsi specialistici in molti settori medici.
    - I MOOC (Massive Open Online Courses) offerti dalle principali istituzioni accademiche.
- Libri e e-book :
    - Pubblicazioni recenti su temi specifici.
    - Manuali di medicina generale e specialistica.

Applicazioni mediche :
>Applicazioni come UpToDate, Medscape ed Epocrates offrono informazioni aggiornate su malattie, farmaci e altro.

Webinar :
>Seminari online offerti da esperti su argomenti di attualità o specialistici.

Reti sociali professionali :
>Reti come ResearchGate o LinkedIn le permettono di seguire le ultime notizie e ricerche della comunità medica.

Simulazioni e realtà virtuale:
Strumenti innovativi per praticare le procedure in un ambiente virtuale.

Centri di competenza e formazione :
Istituzioni che offrono formazione pratica, workshop e simulazioni per affinare le competenze.

Organismi di certificazione :
Organizzazioni che offrono certificazioni in aree specialistiche, che attestano la padronanza di una materia o di un'abilità.

È essenziale che gli operatori sanitari si assumano la responsabilità della propria formazione continua. Questo non solo migliora le loro competenze e conoscenze, ma aumenta anche la fiducia dei loro pazienti e la qualità dell'assistenza che forniscono.

www.ingramcontent.com/pod-product-compliance
Lightning Source LLC
Chambersburg PA
CBHW071202290526
45796CB00008B/102